PASCALE DE LOMAS

MES PETITES RECETTES MAGIQUES AU CURCUMA

LEDUC.S
EDITIONS

Sommaire

Introduction

Il y a deux grandes catégories d'individus : ceux qui ont toujours une digestion un peu difficile (brûlures d'estomac, flatulences, intestins douloureux...) et ceux qui peuvent avaler n'importe quoi. Que vous fassiez partie de l'une ou de l'autre, vous allez adorer ce petit livre ! Le curcuma est une épice en or, aussi chaleureuse et savoureuse que précieuse pour notre santé. Elle se glisse dans toutes les cuisines du monde : indienne, asiatique, réunionnaise, mais aussi occidentale... pour sublimer tous nos plats et calmer nos petits maux.

Autour de moi, il y a plein de gourmands au système digestif capricieux. C'est eux qui m'ont fait découvrir le curcuma et ses bienfaits. Aujourd'hui, près d'un Français sur cinq est victime du syndrome de l'intestin irritable, auxquels il faut ajouter tous ceux souffrant d'un ulcère ou de troubles hépatiques. Pour tous ces fragiles, le curcuma est un allié précieux à consommer le plus souvent possible.

En médecine ayurvédique (médecine traditionnelle de l'Inde), comme dans les médecines traditionnelles de la Chine, du Japon, de la Thaïlande et de l'Indonésie qui en sont issues, le curcuma est considéré comme un protecteur, un tonique du système digestif complet et un remède contre divers troubles inflammatoires. Depuis dix ans, ces propriétés sont officiellement reconnues par l'Organisation mondiale de la santé (OMS).

Mais les bénéfices du curcuma ne s'arrêtent pas là. De nombreuses études scientifiques ont démontré son pouvoir antioxydant, hypocholestérolémiant et anti-inflammatoire en rhumatologie et en gynécologie. Aujourd'hui, de nouvelles recherches mettent à jour des effets thérapeutiques très encourageants sur la maladie d'Alzheimer et un grand nombre de cancers. On comprend pourquoi le curcuma fascine tant les chercheurs.

Mais comment utiliser cette épice dans la cuisine de tous les jours ? Rassurez-vous, le curcuma n'est pas réservé aux currys. Il trouve facilement sa place dans une cuisine légère, riche en végétaux et privilégiant certains ingrédients santé qui viendront « booster » vos défenses naturelles et faciliter votre transit : céréales complètes, choux, patates douces, gingembre… Le curcuma est bon marché (environ 8 euros les 100 g), facile à trouver (en supermarché), son goût, assez peu marqué, permet de l'utiliser à toutes les sauces, en plats salés ou en desserts. Petit plus, il donne une belle couleur dorée aux aliments.

Que dire d'autre ? Qu'il ne présente pas d'effets secondaires indésirables. Que sa puissance antioxydante est telle qu'il est considéré comme un excellent anti-âge. Le rêve ! Celui que l'on appelle « le safran du pauvre » est non seulement en passe de devenir l'un des plus grands médicaments du XXIe siècle, mais il mérite plus qu'une petite place dans notre cuisine. La démonstration en 100 recettes faciles à réaliser…

Partie 1

Tous les bienfaits du curcuma en cuisine

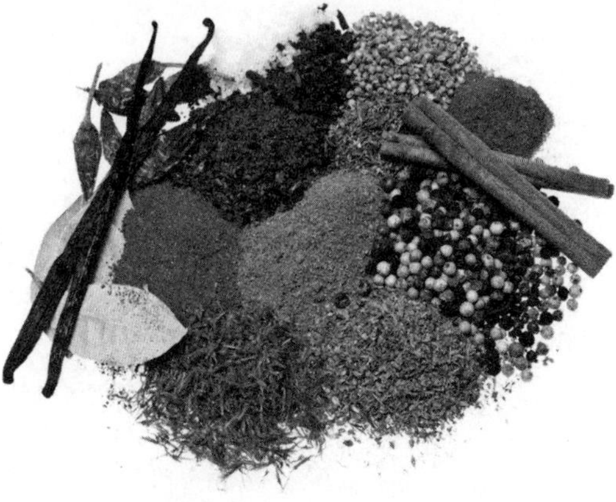

Le curcuma, une épice en or

Un peu d'histoire et de botanique…

Le curcuma est utilisé depuis près de 2 000 ans en Inde, où il est employé dans des domaines aussi variés que la cuisine (dans les currys, mais aussi comme colorant alimentaire et additif pour la conservation), la teinture (couleur jaune des robes de bonzes dès 600 ans av. J.-C. et encore aujourd'hui pour le coton en Chine et en Inde) ou la médecine ayurvédique (médecine traditionnelle indienne). Il est connu en Occident depuis l'Antiquité et décrit par Dioscoride dans ses *Materia Medica.*

Le curcuma est une grande plante herbacée, vivace qui pousse dans les pays tropicaux, avec des cycles de saisons sèches et de mousson. Mesurant de 60 cm à

1 m de hauteur, elle est robuste et érigée. Elle comporte plusieurs tiges avec des feuilles oblongues et des fleurs, qui vont du jaune pâle à l'orange éclatant, assemblées en grappes. La partie médicinale – celle qui intéresse tout le monde – c'est la racine. Un rhizome de la même famille que le gingembre et le galanga. Il est récolté quand les feuilles disparaissent à la saison sèche.

Originaire d'Asie, le curcuma pousse aujourd'hui un peu partout dans le monde (Indonésie, Afrique…), pour peu que le sol soit riche et le climat chaud et humide. La variété la plus cultivée est le Curcuma longa. Il existe une quarantaine d'espèces différentes, telles que la C. domestica, la C. aromatica, la C. xanthorrhiza… elles aussi de la famille des zingibéracées, aux propriétés similaires.

La liste de ses composés chimiques et moléculaires s'allonge au rythme des découvertes scientifiques, mais présente déjà un remarquable palmarès d'ingrédients utiles pour notre santé.

- ✓ Amidon
- ✓ Curcumine : antibactérienne, antioxydante, anti-inflammatoire
- ✓ Monodéméthoxy curcumine : antioxydant
- ✓ Ar-turmérone : antivenin
- ✓ Méthylcurcumine : antioxydant
- ✓ Déméthoxy curcumine : antioxydant
- ✓ Bisdéméthoxy curcumine : antioxydant
- ✓ Curcuminate de sodium : anti-inflammatoire
- ✓ Limonène : parfum et solvant
- ✓ Zingibérène : tonique et stimulant
- ✓ Bêta-carotène : antioxydant

✓ Acide ascorbique (vitamine C) : antioxydant
✓ Potassium et oligo-éléments : reminéralisants

Sa composition moléculaire en fait un excellent antioxydant permettant de lutter contre les radicaux libres qui agressent nos cellules. Le curcuma ralentit donc le vieillissement cutané, mais il a aussi des effets thérapeutiques plus efficaces sur le fonctionnement de notre corps.

Curcuma, ayurvéda et médecine

Pas de cuisine indienne sans curcuma (en sanscrit, le curcuma se nomme *haridra*) puisqu'il s'agit d'un des composants essentiels des currys. Au-delà de la tradition culinaire, le curcuma est une plante majeure de l'ayurvéda, cette « philosophie-médecine holistique » de la culture indienne qui étudie empiriquement les effets de l'alimentation sur la santé depuis des millénaires.

Avec sa saveur âcre poivrée et sa couleur jaune orange, le curcuma se définit comme une plante bonne pour le foie et l'évacuation de la bile. Rien de tel qu'une pincée de curcuma pour éviter les ballonnements désagréables et peut-être même… la turista ! Mais il est aussi prescrit comme antibiotique naturel, dépuratif du sang et pour lutter contre l'asthme, le diabète, la conjonctivite, les brûlures, l'anémie, les diarrhées, les problèmes dentaires… Les femmes s'en servent également pour la beauté de la peau. Encore aujourd'hui en Inde, il n'est pas rare de voir des employées de bureau au visage joliment teinté jaune d'or, couleur caractéristique de la poudre magique.

Les médecins indiens ont eu du nez : leurs intuitions thérapeutiques sont aujourd'hui confirmées par de nombreuses études très sérieuses, saluées par toute la communauté scientifique. Depuis les vingt dernières années, les travaux sur le curcuma ont permis de mettre en lumière ses propriétés antibactériennes, mais aussi antispasmodiques et antiparasitaires, permettant de régler les problèmes gastro-intestinaux ou hépatiques par simple prise orale. D'autres études très récentes laissent entrevoir aussi de nouvelles solutions contre le VIH (sida), le cancer ou les maladies neurodégénératives comme la maladie d'Alzheimer.

Le curcuma indispensable en cuisine

Les utilisations du curcuma dans l'alimentation sont multiples.

Le rhizome, séché et réduit en poudre, sert d'épice dans de nombreuses régions du monde. Il entre couramment dans les recettes indiennes, en particulier le curry. Mais il est également très utilisé dans la cuisine réunionnaise (sous le nom de Safran Pei), les cuisines thaïe et cambodgienne. Dans les pays anglophones, on l'appelle plus communément turmeric.

Le curcuma est à l'origine du colorant alimentaire jaune industriel très puissant E100 (curcumine). La curcumine est extraite par solvant de turmérol, c'est-à-dire des rhizomes broyés de souches naturelles de Curcuma longa L. L'extrait est purifié par cristallisation pour obtenir une poudre de curcumine concentrée. On retrouve du E100 dans les bonbons Tic Tac Citron Vert/Orange ou la boisson aux Fruits Orange à l'eau de source Grand Jury par exemple.

Enfin, en Asie, le curcuma est utilisé comme conservateur alimentaire en raison de ses propriétés antioxydantes et antiseptiques. Ainsi, bien avant l'époque des conservateurs synthétiques, le curcuma jouait un rôle primordial comme additif alimentaire.

Quelle forme choisir ?

Frais en rhizome

Il est seulement disponible dans les épiceries et les supermarchés asiatiques (Tang Frères, Paris Store...), au rayon frais. Parfois aussi dans certaines Biocoop. Pour l'instant, c'est encore une rareté. Si vous en dénichez, congelez une partie de votre trouvaille découpée en petits morceaux. Râpé frais, le curcuma développe des parfums camphrés subtils qui charmeront les esprits culinaires créatifs, dans les plats salés ou sucrés. Mais attention, il tache !

Sec et broyé, format « épice »

Pour préparer la poudre, il faut faire bouillir le rhizome, ôter sa peau, le faire sécher au soleil puis le réduire en poudre. Il a alors perdu les trois quarts de son poids.

Sa saveur se concentre (elle devient poivrée/âcre, et très aromatique), ses principes actifs aussi.

En poudre, le curcuma se trouve dans n'importe quel supermarché. Les puristes préféreront se fournir chez un expert de l'épice (avec garantie sur la provenance, la fraîcheur, et un effort sur le packaging), ou en magasin bio. Dans tous les cas, le curcuma reste une épice peu onéreuse, même bio, même en version luxe.

Une cuillère à café contient environ 5 g de curcuma :

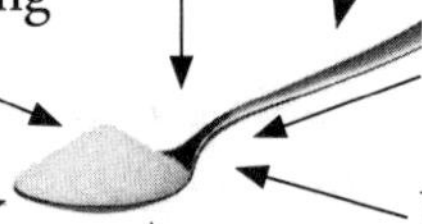

> **2 astuces pour bien choisir « son » curcuma**
>
> 1. N'achetez la poudre qu'en petites quantités, car son arôme se dissipe rapidement.
>
> 2. Comme beaucoup d'épices, le curcuma est traité chimiquement ou irradié dans le circuit conventionnel pour supprimer les insectes sur des lots de mauvaise qualité. Pour éviter ce mode de conservation, procurez-vous du curcuma issu de l'agriculture biologique.

En huile essentielle

C'est une huile essentielle encore assez peu employée, sans doute en raison d'une composition biochimique peu courante. Il faut savoir que l'huile essentielle de curcuma est dépourvue de curcumine, LE composant thérapeutique sur lequel travaillent les laboratoires. Celui à qui l'on prête toutes les merveilles thérapeutiques. Et pourtant, l'huile essentielle de curcuma, même sans curcumine, présente une activité remarquable sur l'immunité et le vieillissement.

On peut donc en déduire que dans le curcuma, de nombreuses molécules sont actives, qu'elles agissent et interagissent, qu'il n'y a pas que la curcumine qui compte. Cet argument va dans le sens des diététiciens qui valorisent l'utilisation du totum de la plante (donc de la poudre dans l'alimentation) plutôt que l'extraction de principes actifs isolés (médicament ou complément alimentaire basé sur une seule molécule).

Dans une goutte d'huile essentielle, on trouve les composés biochimiques suivants* :

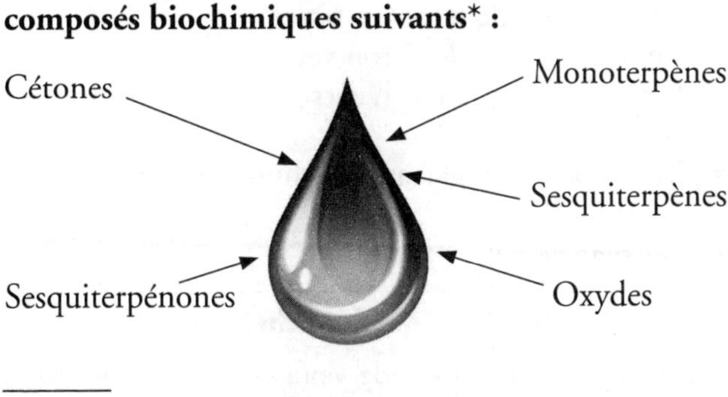

* Source : *Ma bible des huiles essentielles* de Danièle Festy, Leduc.s Éditions.

- ✓ **Monoterpènes** : alpha-phellandrène (4,86 %), para-cymène (1,40 %), limonène (0,33 %), alpha-pinène (0,23 %), terpinolène (0,27 %), myrcène (0,17 %), gamma-terpinène (0,17 %), bêta-phellandrène (0,12 %).
- ✓ **Cétones** : ar-turmerone (25,01 %), bêta-turmérone (24,22 %), alpha-turmérone (14,69 %).
- ✓ **Sesquiterpènes** : bêta-sesquiphellandrène (2,68 %), ar-curcumène (2,32 %), zingibirène (2,27 %), bêta-bisabolène (0,69 %), bêta-caryophyllène (0,46 %), alpha-humulène (0,17 %).
- ✓ **Sesquiterpénones** : (E)-alpha-atlantone (1,13 %).
- ✓ **Oxydes** : 1,8-cinéole (1,70 %).

Comme la poudre de curcuma, l'huile essentielle de curcuma possède un arôme poivré, musqué, suave et doux. En incorporant 2 ou 3 gouttes de cette huile essentielle dans les plats suivants, vous sublimerez leur saveur et remplacerez le sel :

- ✓ Les spécialités de fruits de mer (crevettes, préparations de crabes, moules, coques…)
- ✓ Les pommes de terre (en purée)
- ✓ En mariage avec le citron vert
- ✓ Les confitures de fruits jaunes (mirabelles, abricots…)
- ✓ Les crêpes et les gâteaux au rhum
- ✓ Le riz au lait
- ✓ Les madeleines

Le conseil du chef

Pour rehausser la saveur de votre curcuma en poudre, ajoutez une goutte d'huile essentielle dans le flacon.

10 raisons médicales de mettre du curcuma dans vos plats

Le curcuma fascine la communauté scientifique. Depuis vingt ans, les études se multiplient sur ses propriétés et notamment celle de la curcumine qu'il contient. Les champs d'application médicaux du curcuma s'élargissent jour après jour. En voici quelques-uns :

✓ antioxydant
✓ anti-inflammatoire
✓ antiviral
✓ antibactérien
✓ antifongique
✓ contre les problèmes hépatiques
✓ ralentit le développement de certaines cellules cancéreuses

✓ contre les parasites intestinaux
✓ contre les diabète
✓ contre les allergies
✓ contre l'arthrite
✓ contre la maladie d'Alzheimer
✓ contre la maladie de Crohn

Certes, les recherches portent sur des concentrations de curcumine bien supérieures à celles contenues dans les doses de curcuma préconisées dans la cuisine. Il n'empêche, consommer régulièrement du curcuma imprègne l'organisme à long terme et agit en prévention. Autre point positif, comme nous l'avons déjà mentionné, la poudre de rhizome de curcuma n'a aucun effet secondaire. Pourquoi s'en priver ?

1. Se protéger du cancer

Dans les pays asiatiques consommateurs de curcuma, le cancer du côlon est beaucoup plus rare qu'ailleurs, une particularité qui a suscité des dizaines d'hypothèses et d'essais cliniques. L'épice a une réelle action anticancéreuse, sans que l'on puisse exactement en identifier le mécanisme.

Mieux, ces études (in vitro et réalisées sur des animaux) démontrent que la curcumine possède une activité anticancéreuse sur d'autres types de cancers (estomac, bouche, peau, sein, prostate, leucémie). En inhibant la production de cytokines (molécules à l'origine du processus inflammatoire), elle pourrait vraisemblablement freiner la croissance des tumeurs cancéreuses.

✓ En prévention simple au quotidien pour tout un chacun : 1 cuillère à café par jour (en association avec du poivre pour améliorer son absorption intestinale) semble suffire. Sans oublier les règles associées : consommer 5 fruits et légumes par jour, privilégier les oméga 3 dans son alimentation (huile de colza, poissons gras…), consommer des céréales et légumineuse à faible index glycémique et pratiquer une activité physique.

✓ En cas d'antécédent personnel de cancer ou d'antécédents familiaux : 1 cuillère à soupe par jour (avec du poivre) est recommandée. On obtient alors des doses de 30 à 60 mg de curcumine par jour. Cet apport est encore plus profitable si l'on consomme des brocolis ou des choux au moins une fois par semaine.

2. Prévenir la maladie d'Alzheimer

C'est en Inde que le nombre de malades d'Alzheimer est le plus bas au monde. L'emploi massif du curcuma dans la cuisine indienne pourrait en être la raison. Il semblerait que la curcumine, principe actif majeur du curcuma, ait la capacité de franchir la barrière du cerveau. Ce qui expliquerait son action au niveau du système nerveux.

Au cours d'expériences menées en Californie, des chercheurs américains ont constaté que le curcuma détruisait les dépôts de protéines bêta-amyloïdes, tout en prévenant aussi leur formation. Ces plaques de protéines se forment dans les vaisseaux sanguins du cerveau des personnes atteintes de la maladie d'Alzheimer.

Dans ces expériences, l'effet protecteur du curcuma contre la formation de dépôts de bêta-amyloïdes a été supérieur à celui de médicaments anti-inflammatoires non stéroïdiens (AINS), tels que l'ibuprofène, auxquels les chercheurs l'ont comparé. Selon le Dr Gregory M. Cole, l'un des auteurs de cette étude, ces nouveaux résultats pourraient suggérer que la curcumine est capable à la fois de traiter la maladie d'Alzheimer et de diminuer le risque de développer cette maladie.

Une excellente raison de mettre régulièrement une pincée de curcuma dans ses plats, sans oublier de s'exposer (raisonnablement) au soleil. La curcumine et la vitamine D3 (synthétisée par notre peau grâce au soleil) seraient en effet parmi les meilleurs éléments de prévention et de traitement de la maladie d'Alzheimer !

3. Apaiser les douleurs rhumatismales

Le curcuma est un puissant anti-inflammatoire naturel. Son action serait comparable à celle de la cortisone ! Il semble que le curcuma agisse en bloquant des enzymes impliquées dans le processus inflammatoire. Aujourd'hui, le curcuma est de plus en plus utilisé comme antalgique contre les rhumatismes, l'arthrite, l'arthrite rhumatoïde, les douleurs musculaires et les tendinites. Que de bienfaits !

Pour un effet significatif, il est cependant préférable de recourir à des comprimés de curcumine. Ce qui n'empêche pas de consommer aussi la poudre de curcuma pour bénéficier du totum de la plante et des effets synergiques liés à la présence d'autres composants.

4. Soigner ses troubles digestifs

C'est la première indication thérapeutique du curcuma, la plus ancienne et la seule aujourd'hui avalisée par l'Organisation mondiale de la santé (OMS). De nombreuses études ont démontré l'efficacité du curcuma dans le traitement de la dyspepsie, c'est-à-dire des troubles digestifs tels que maux d'estomac, nausées, perte d'appétit, sensation de surcharge. Le curcuma serait également efficace pour soulager les symptômes du syndrome de l'intestin irritable (un trouble qui touche près d'une personne sur cinq !). Un essai de grande envergure est en cours aux États-Unis auprès de patients atteints de ce syndrome.

Traditionnellement utilisé pour soigner les « crises de foie » – en médecine ayurvédique (médecine traditionnelle de l'Inde), de même que dans les médecines traditionnelles de la Chine, du Japon, de la Thaïlande et de l'Indonésie –, le curcuma améliorerait la digestion en stimulant le foie et la vésicule biliaire. Il aurait également des effets sur les ballonnements, la diarrhée et les flatulences. De quoi remettre d'aplomb tout son système digestif.

Mieux encore, le curcuma permettrait de lutter contre les ulcères de l'estomac. Des études ont en effet indiqué que le curcuma possède des effets protecteurs sur la muqueuse gastrique et qu'il peut détruire ou empêcher la bactérie Helicobacter pylori (responsable de la plupart des ulcères gastriques et duodénaux) de nuire. Par ailleurs, des tests effectués en laboratoire ont confirmé l'efficacité du curcuma contre les protozoaires (parasites intestinaux), justifiant ainsi son utilisation dans les cas de dysenterie. Un vrai remède miracle à utiliser sans modération !

5. Booster son immunité

Le curcuma possède de puissantes vertus antioxydantes, en raison de la présence de curcumine, composé de la famille des curcuminoïdes. Cet antioxydant serait plus actif que la vitamine E, pourtant modèle dans son genre. Il aide à lutter contre les radicaux libres qui affaiblissent l'organisme lorsqu'il est exposé à un état de stress (froid, humidité...) et le rendent plus vulnérable.

À l'approche de l'hiver, lorsque les températures commencent à baisser, le système de régulation de notre corps s'adapte pour nous permettre de mieux lutter contre le froid. Pour résister aux agressions hivernales, le curcuma est alors un précieux allié dans l'alimentation ou sous forme de Grog anti-coup de froid.

Mon petit Grog magique pour l'hiver

Versez 2 cuillères à café de curcuma dans une tasse d'eau frémissante, laissez infuser 5 minutes. Puis consommez toutes les 2 heures jusqu'à vous sentir d'attaque.

Le curcuma est très efficace (en complément d'un traitement classique), même dans le cas d'un état grippal assez avancé.

6. Soulager les règles douloureuses

Comme dans le cas de l'arthrite ou des rhumatismes, les qualités anti-inflammatoires et antalgiques du curcuma sont précieuses pour réduire les douleurs menstruelles. En plus du curcuma, les spécialistes conseillent également de consommer plus d'oméga 3, moins de sucre, de café et de thé.

Les règles douloureuses apparaissent généralement à la fin de l'adolescence et à la périménopause, deux périodes de fluctuations hormonales. Les douleurs qui surviennent à ces moments de la vie ne sont généralement pas inquiétantes et ne cachent aucun trouble gynécologique sous-jacent. Elles peuvent être favorisées par un grand stress.

Ma boisson magique antidouleur

Mettez ½ cuillère à café de curcuma dans un verre, puis versez de l'eau bouillante, Mélangez et laissez infuser. Le curcuma se dépose au fond. Buvez quand l'eau devient tiède. Au bout de 15 minutes vous ressentirez déjà un apaisement de la douleur.

7. Prévenir les maladies cardio-vasculaires

Des études espagnoles menées sur des animaux ont démontré l'efficacité d'un extrait de curcuma dans la prévention de l'oxydation du cholestérol LDL (« mauvais » cholestérol) ainsi que pour diminuer le taux de cholestérol total. Ces résultats laissent présager que le curcuma pourrait prévenir l'apparition d'athérosclérose et d'autres facteurs de risque de maladies cardio-vasculaires.

Le curcuma cumule en effet deux propriétés protectrices du système cardio-vasculaire. Il aide à abaisser le taux de cholestérol et il augmente la fluidité du sang en ralentissant l'agrégation plaquettaire. Mais attention, si vous prenez régulièrement des médicaments anticoagulants (tels l'héparine, le coumadin ou l'aspirine), le curcuma pourrait avoir un effet anticoagulant additionnel et augmenter les risques de saignement.

8. Contre l'obésité, le surpoids (effet brûle-graisses)

Ici ce sont les propriétés hypocholestérolémiantes (le curcuma fait légèrement baisser le cholestérol) et anti-inflammatoires de l'épice qui se révèlent les plus intéressantes pour lutter contre le surpoids sur le long terme. Même s'il y a un atout minceur plus immédiat à consommer sa dose de curcuma tous les jours : il optimise l'entrée du sucre dans les cellules, ce qui favorise le métabolisme énergétique et s'oppose à la transformation de triglycérides et à leur stockage sous forme de graisses. Bref, le curcuma aurait un effet brûle-graisses !

Le foie est une glande très importante dans la régulation du métabolisme du sucre et des graisses du sang. Les personnes en surpoids ou obèses ont souvent un foie épuisé ou fonctionnant mal. Le curcuma stimule l'activité hépatique et son excrétion biliaire pour accompagner un régime amaigrissant. Certaines études ont démontré qu'il avait également un effet protecteur pour le foie.

9. Pour les problèmes de peau

En Inde, le curcuma est fréquemment utilisé comme antiseptique externe (sous forme de poudre) pour les coupures, les brûlures et les ecchymoses, et comme agent antibactérien. Une pâte de poudre de curcuma et de ghî (beurre clarifié originaire du sous-continent indien) appliquée immédiatement sur une brûlure ou une blessure soulagerait et faciliterait la guérison et la cicatrisation.

Mais le curcuma serait également bénéfique pour la peau lorsqu'il est ingéré. En effet il augmente le flux du sang dans le foie et favorise sa purification. Il se révèle alors très utile pour embellir la peau et lutter contre les problèmes comme l'eczéma, le psoriasis, l'acné ou l'urticaire. Belle et en bonne santé !

10. En cas d'hépatite C

Plus de 70 000 personnes sont touchées par l'hépatite C en France. Pour la médecine officielle, l'interféron alpha, associé à d'autres molécules (bi ou trithérapie) est le plus souvent préconisé. Mais cette molécule présente des effets secondaires tels qu'une fatigue importante chez deux patients sur trois, ainsi que des problèmes musculaires, et chez un tiers d'entre eux une dépression sévère*.

C'est pourquoi de plus en plus de médecins ont recours à des solutions alternatives, soit pour aider à mieux supporter le traitement, soit pour tenter d'enrayer autrement et de stopper l'évolution de la maladie. Le curcuma, protecteur hépatique puissant, anti-inflammatoire et antiviral en fait partie. Renseignez-vous auprès de votre médecin.

* Source : Association SOS hépatites.

Quelques conseils pour renforcer ses effets

La curcumine est assez mal assimilée par notre organisme. Selon la qualité du curcuma, seuls 5 à 60 % de la curcumine sont absorbés par la muqueuse intestinale et passent dans le sang. Heureusement, avec l'ajout de 1 % de poivre, ce pourcentage augmente fortement. La pipérine, contenue dans le poivre booste en effet l'absorption de la curcumine de 154 %. C'est pourquoi il est toujours conseillé de consommer le curcuma avec du poivre noir (comme dans nos recettes).

Par ailleurs l'association de corps gras (huiles de poisson, d'olive, de colza) améliore, elle aussi, l'assimilation de la curcumine, de même que la broméline présente dans l'ananas ou le gingembre. En pratique, on s'aperçoit que l'absorption optimale correspond exactement à la façon de préparer les plats sautés asiatiques (indiens ou vietnamiens).

Mon « frichti » magique

Faites revenir 2 oignons hachés au wok avec un peu d'huile d'olive, une gousse d'ail émincée et 2 cm de racine de gingembre hachée. Ajoutez la viande coupée en petits morceaux (100 g par personne) et 1 cuillère à café de curcuma. Salez, poivrez, puis incorporez les légumes (100 à 150 g par personne) (ou les fruits comme l'ananas).

Le curcuma étant liposoluble, il est recommandé de le mélanger dans une base d'huile pour augmenter sa biodisponibilité. Le Dr David Servan-Schreiber recommande de mélanger ½ cuillère à café de curcuma, 1 pincée de poivre, 1 cuillère à soupe d'huile d'olive, quelques gouttes de sirop d'agave (un antioxydant puissant) dans un verre avant de l'ajouter à vos recettes. Mais on peut également le consommer sous forme d'infusion.

Mon milk

Une cuillère à café de curcuma en poudre dans une tasse de lait ou, mieux, dans une boisson au soja.

De façon générale, la consommation usuelle de curcuma ne procure pas d'effet indésirable. En revanche, le curcuma sous forme de suppléments est contre-indiqué dans certains cas (grossesse, ulcère à l'estomac). N'hésitez pas à interroger votre médecin pour connaître les interactions éventuelles entre l'épice et certains de vos médicaments.

10 partenaires santé du curcuma dans la cuisine de tous les jours

En synergie avec d'autres antioxydants, le curcuma est encore meilleur pour la santé ! C'est donc en l'associant à d'autres aliments bénéfiques que vous tirerez les plus grands bienfaits du curcuma. Mais attention, aucune épice ne peut compenser une mauvaise hygiène de vie. Pour prévenir les maladies, il faut opter pour une alimentation saine, riche en fruits et légumes et en oméga 3. Ne fumez pas, modérez votre consommation d'alcool et surtout, bougez le plus souvent possible !

1. Ail

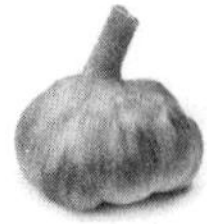

Cultivé partout dans le monde et notamment en Chine, l'ail se décline en plus de 700 variétés : rose, blanc, rouge… Véritable aliment-médicament, il est utilisé depuis l'Antiquité aussi bien comme condiment et légume qu'à titre thérapeutique. Dans la médecine traditionnelle, cette plante aux mille vertus sert d'antiseptique et de vermifuge, mais aussi d'expectorant, de diurétique, de dépuratif et d'antibiotique naturel. Aujourd'hui, les études scientifiques menées sur l'ail ont validé nombre de ses bénéfices : la consommation régulière d'ail frais (cuit ou cru) protège l'organisme de l'apparition des cancers de l'estomac et de l'intestin. L'ail prévient également l'hypertension. Ce petit condiment régule en effet le flux sanguin et abaisse par la même occasion le taux de mauvais cholestérol. De surcroît, sa teneur en vitamine C, ainsi qu'en potassium, sélénium, silicium et soufre lui confère d'autres propriétés : il stimule le système immunitaire, fortifie les os, améliore l'état de la peau, des cheveux et des ongles, lutte contre la cellulite, etc. Peu calorique, l'ail réveille les papilles dans la plupart des cuisines du monde. Il se consomme cru ou cuit, frais ou séché.

Mes conseils en plus

✓ Associé au curcuma, l'ail est présent dans toutes les recettes de ragoûts, caris, currys ou tajines pour un effet encore plus protecteur de notre système digestif (voir recette *Cari de bœuf aux épices*, p. 135).

✓ Vous craignez que l'odeur de l'ail cru ne persiste dans votre haleine ? Pour l'éviter, mâchez quelques feuilles de persil après avoir mangé de l'ail ou croquez des grains d'anis, de café ou un clou de girofle. Lorsqu'il est cuit, l'ail ne laisse pas d'odeur dans la bouche.

✓ En France, c'est dans le Sud que l'on cultive le plus l'ail. Il y a deux récoltes par an : en juin/juillet, c'est l'ail nouveau gorgé d'eau à la saveur délicate ; fin août, on cueille l'ail d'hiver lorsqu'il est parfaitement mûr. Son goût est plus prononcé.

✓ Choisissez vos têtes d'ail bien joufflues et lourdes dans la main. Les gousses doivent être fermes et non ridées.

✓ L'ail frais ne se conserve que quelques jours au réfrigérateur. L'ail d'hiver blanc durera 6 mois et l'ail rose jusqu'à un an, à condition de les stocker à l'abri de l'humidité, à température ambiante dans un endroit sombre.

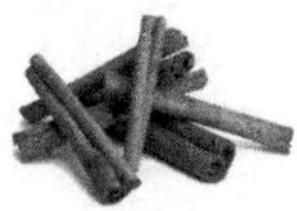

2. Cannelle

La cannelle est originaire du Sri Lanka ou de Birmanie. C'est la plus ancienne des épices et l'une des rares qui soit une écorce. Elle est issue du cannelier, arbre de 10 à 15 m à l'état sauvage, cultivé sous des climats chauds et humides comme au Sri Lanka, le sud de l'Inde, la Chine… Il en existe plus de 100 variétés, mais celle qui nous intéresse ici est la Cinnamorum verum ou Cinnamorum zeylanicum. La cannelle est un puissant antioxydant, notamment grâce à la présence de polyphénols (proanthocyanidines). Elle favorise la lutte contre les infections. La cannelle est également une excellente source de minéraux rares, tel le manganèse, et une bonne source de fibres, de fer et de calcium. Pour les personnes souffrant du syndrome du côlon irritable, les fibres de la cannelle sont une aide précieuse contre la constipation ou la diarrhée. Enfin des recherches récentes en Autriche et en Grande Bretagne ont apporté la preuve des bénéfices de la cannelle sur le diabète. L'épice équilibrerait la glycémie (taux de sucre dans le sang) et jouerait un rôle dans la prévention des risques de complications de cette pathologie. En médecine ayurvédique, la cannelle est préconisée pour réchauffer le corps en hiver, et lutter contre la toux.

Mes conseils en plus

✓ Associée au curcuma, la cannelle fera un excellent remède contre la toux. Si votre gorge picote, essayez cette infusion.

Ma recette magique antitoux

Laissez infuser 3 à 4 minutes une pincée de curcuma et de cannelle dans un verre de lait chaud avec 1 cuillère à café de miel. Buvez tiède.

✓ Non seulement, la cannelle lutte contre le diabète, mais sa saveur très parfumée permet de réduire la consommation de sucre. C'est pour cela que de nombreuses pâtisseries en contiennent (voir recette *Flan de riz au lait*, p. 195).

✓ En bâton ou en poudre, la cannelle a les mêmes propriétés gustatives, mais seule la poudre vous permet de bénéficier des apports en fibres.

✓ À conserver dans une boîte hermétique, au frais et à l'abri de la lumière. En bâton, en copeaux (plus ils sont pâles et fragiles, meilleure est la cannelle), en poudre (privilégiez les petits conditionnements car son parfum s'évapore vite).

3. Céréales bio

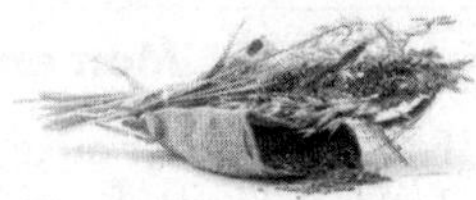

Les céréales permettent de rééquilibrer une alimentation souvent trop riche en protéines d'origine animale. Idéalement, les protéines des céréales devraient couvrir au minimum un tiers de nos besoins en protéines, comme c'est le cas dans de nombreuses régions du monde. Elles se consomment en graines (riz, maïs, blé – souvent précuit –, épeautre, orge, avoine), en farine (dans les pains ou les pâtes) ou en semoule (couscous ou polenta). Les bienfaits des céréales sont encore plus importants si on les choisit complètes et bio !

Les céréales complètes sont riches en fibres alimentaires, elles favorisent un bon transit intestinal et préviennent certaines maladies du côlon. Les céréales bio sont plus riches en vitamines (notamment la vitamine B) et en minéraux antioxydants, et sont dépourvues de résidus chimiques.

Mes conseils en plus

- ✓ Associé au curcuma et à des légumes, le riz basmati bio constitue un excellent plat de protéines végétales, naturellement pauvre en graisses. Il est recommandé pour tous ceux qui surveillent leurs apports en graisses (voir recette *Byriani aux légumes*, p. 172).
- ✓ Pour booster les effets régulateurs du curcuma sur notre système digestif, pourquoi ne pas l'associer au son d'avoine ? Depuis la vogue du régime Dukan, on trouve un peu partout des galettes de son d'avoine (ressemblant à des blinis) prêtes à consommer. (On peut aussi les faire soi-même !)

Mon en-cas spécial transit

Faites réchauffer au grille-pain une galette de son d'avoine. Tartinez-la de fromage blanc allégé, saupoudrez de curcuma, poivrez légèrement, puis ajoutez une tranche de saumon fumé bio.

4. Chou

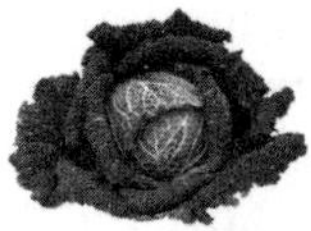

Le chou (chou-fleur, chou vert ou rouge, brocoli ou chou chinois…) est un précieux allié santé. Consommé cru en salade, braisé, cuit en ragoût ou en soupe, c'est une réserve de vitamine B9. Cette vitamine, dont nous manquons souvent, joue un rôle important dans la production de notre matériel génétique (ADN et ARN). Elle aide également notre organisme à fabriquer des globules rouges et de la sérotonine, une hormone du cerveau agissant contre le stress et la dépression. Riches en substances antioxydantes, tous les crucifères (les choux mais aussi les navets) se révèlent bénéfiques dans la prévention de certains cancers (voies digestives principalement). Selon les dernières études scientifiques, la fréquence des cancers serait inversement proportionnelle à la consommation de choux. En outre, la consommation de choux permettrait de prévenir la cataracte et lutter contre le vieillissement… Un véritable concentré de vertus !

Mes conseils en plus

✓ Associé au curcuma, le chou aide à soigner les ulcères en cicatrisant les plaies (voir recette *Gratin de chou-fleur au curcuma*, p. 178).

✓ N'oubliez pas la choucroute ! Grâce à sa fermentation, elle apporte de nombreuses enzymes, des fibres, des probiotiques (essentiels à la flore intestinale) et de la vitamine C en grande quantité. À condition de ne pas la consommer avec trop de charcuterie, c'est un excellent choix santé.
✓ Si le chou que vous cuisinez commence à dégager une odeur sulfureuse, c'est qu'il a déjà cuit trop longtemps. Diminuez le temps de cuisson et préférez la cuisson vapeur à celle à l'eau bouillante (elle préserve davantage les bienfaits santé du chou).
✓ Choisissez vos choux pommés (vert ou rouge) bien fermes et lourds pour leur taille. Au réfrigérateur, ils se conservent plusieurs semaines dans le bac à légumes.
✓ Les choux de Bruxelles et le brocoli doivent être verts et fermes. Ils se conservent seulement quelques jours.
✓ Quant au chou-fleur, il doit être blanc et ferme et ses feuilles vertes et non germées.
✓ Attention : si vous souffrez du syndrome de l'intestin irritable, les choux sont à éviter.

5. Gingembre

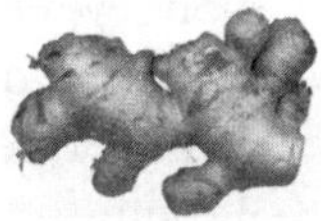

Le gingembre, Zingiber officinale, de la même famille que le curcuma, est une plante vivace tropicale herbacée d'environ 0,90 m. Son rhizome est utilisé en cuisine et en médecine traditionnelle. Dans la doctrine ayurvédique, le gingembre est employé pour ses vertus digestives, antinausées et anti-inflammatoires. Antioxydant puissant, il possède des molécules qui luttent contre la prolifération des cellules malignes et les bactéries. De récentes études ont établi qu'il pourrait avoir un effet sur le contrôle du diabète.

Sa réputation inaltérable d'aphrodisiaque, quasi universelle, reste quant à elle à démontrer scientifiquement... Les jeunes racines de gingembre sont juteuses et charnues avec un goût très doux. Elles deviennent ensuite fibreuses, avec une saveur plus prononcée. Le gingembre est très employé dans la cuisine asiatique et dans la cuisine indienne, mais également en pâtisserie dans nombre de biscuits. Il se consomme frais (râpé), confit ou sec (en poudre).

Mes conseils en plus

- ✓ Associé au curcuma, le gingembre est à la base de la plupart des plats sautés asiatiques. C'est ainsi préparées que les deux épices multiplient leurs effets (voir recette *Aiguillettes de canard au sésame*, p. 155).
- ✓ Le gingembre frais (rhizome) se conserve au réfrigérateur 2 ou 3 semaines, mais évitez de le placer dans le bac à légumes qui est trop humide. Ne le pelez qu'au moment de l'utiliser.
- ✓ Achetez votre gingembre moulu en petite quantité pour éviter que le goût ne s'évapore. Choisissez-le bio de préférence et conservez-le à l'intérieur d'un contenant hermétique dans un endroit sombre, frais et sec.
- ✓ Le gingembre est déconseillé si vous prenez des médicaments anticoagulants (tels l'héparine, le coumadin ou l'aspirine) ou des cardiotoniques.

Mon infusion fortifiante

Laissez tremper un morceau de 2 centimètres de racine de gingembre pelée pendant 5 minutes dans une tasse d'eau chaude. Ajoutez ensuite 1 cuillère à café de curcuma. Remuez bien et laissez infuser 5 minutes.

6. Poisson gras : saumon, truite, sardine…

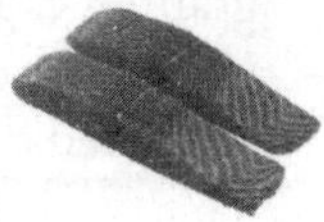

Les poissons gras sont les poissons « bleus » : maquereau, hareng, sardine, saumon, thon. Ils ne sont d'ailleurs pas si gras que cela, avec 5 à 12 % de graisses, l'équivalent d'un steak ou d'une côte de veau. Les poissons gras sont une source fantastique de zinc et d'oméga 3. Le zinc augmente la production des globules blancs dans le sang (ceux qui combattent l'infection). Quant aux oméga 3, ils sont excellents pour notre santé. Ils protègent le cœur et les vaisseaux, car ils luttent contre l'athérome, ces plaques de cholestérol qui bouchent les artères. A contrario, un déficit en oméga 3 favoriserait l'asthme et les allergies, les maladies de peau comme le psoriasis, les atteintes des articulations, le diabète, la dépression, l'ostéoporose et le cancer ! Autant de raisons, d'inviter le plus souvent possible les poissons gras à notre table.

Mes conseils en plus

✓ Associé au curcuma, le saumon est un excellent protecteur cardiaque. Et il constitue aussi un plat parfait pour booster votre immunité l'hiver (voir recette *Pavé de saumon au curcuma*, p. 114).

✓ En raison des taux de contamination au mercure ou à la dioxine parfois constatés dans les animaux sauvages, préférez le saumon d'élevage en prenant soin de choisir un Label Rouge ou un poisson bio. Les saumons Label Rouge sont nourris avec des aliments sélectionnés dans des cages plus vastes. Leur taux de gras est limité à 16 %. Quant aux saumons d'élevage bio, ils sont élevés dans de grandes cages en pleine mer, nourris d'aliments bio (farines, huile de poisson, ingrédients végétaux), sans médicaments et sans colorants.

Ma petite salade superdigeste

Quelques feuilles de pousses d'épinards, la chair d'un demi-pamplemousse rose, une tranche de truite fumée ou de saumon fumé bio, le tout arrosé de vinaigrette au curcuma.

7. Potiron

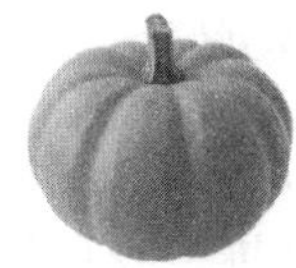

De la famille des cucurbitacées (citrouille, potimarron, pâtisson, cornichon), le potiron est un aliment diététique parfait. Riche en potassium (323 mg pour 100 g), il est excellent pour la régulation de la pression artérielle et la transmission de l'influx nerveux au cerveau, ce qui en fait un allié idéal contre l'hypertension. La présence de mannitol (un sucre) dans sa chair facilite le transit intestinal. Il contient également du calcium, du fer et représente une source importante de vitamines A et C (antioxydantes). Enfin, sa faible teneur en sodium convient parfaitement aux régimes sans sel. Autant de raisons de cuisiner le potiron sous toutes ses formes : gratin, purée, cake, tarte ou soupe ! Il est absolument délicieux et vous ravira par son goût sucré et subtil à la fois. N'hésitez pas à vous aventurer en changeant de type de courge : le potiron, le potimarron, la courge Butternut ou la courge de Nice ont chacun une saveur différente.

Mes conseils en plus

- ✓ Associé au curcuma, le potiron est souverain pour lutter contre les petits maux de l'hiver et se faire plaisir sans prendre un gramme (voir recette *Cari de potiron*, p. 177).
- ✓ Ne jetez pas les graines de citrouille, elles contiennent une quantité élevée de phytostérols. Ces composés sont reconnus pour leurs bienfaits sur la santé cardio-vasculaire et leurs effets potentiellement bénéfiques dans la prévention de certains cancers. Ces graines pourraient même se révéler utiles pour soulager les symptômes de la vessie irritable (ou vessie hyperactive). Consommez-les grillées et légèrement salées à l'apéritif.
- ✓ Achetez votre potiron bien ferme sans taches, sa chair ne doit pas être fibreuse. Il se conservera en morceaux 4 à 5 jours dans le bac à légumes du réfrigérateur, entier plus d'un mois à température ambiante. La meilleure façon de le préparer est la cuisson à la vapeur. On peut également le faire cuire à l'étouffée.

8. Poulet

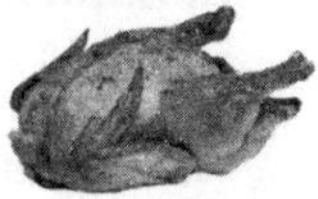

Le poulet est la viande santé par excellence ! Bien plus maigre que le porc, le bœuf ou l'agneau, il arrive en tête des viandes maigres avec 1 g de gras saturé pour 100 g de viande blanche cuite, sans la peau. De plus, le poulet est une excellente source de protéines, près de 30 g pour 100 g de viande blanche, et de vitamines B (niacine, B6 et B12). La viande des cuisses est plus grasse que celle de la poitrine, et la peau contient jusqu'à dix fois plus de gras que la chair. La partie blanche est moins grasse que la brune. Le poulet est également l'une des viandes les plus faciles à cuisiner. Sa chair ferme et sa saveur discrète s'accordent à tous les types de cuisine : très épicée, marinée, mijoté ou rôtie. On ne s'en lasse jamais. Un caméléon culinaire !

Mes conseils en plus

✓ Associé au curcuma, le poulet fera un plat idéal pour tous ceux qui souhaitent contrôler leurs apports en lipides et leur problème de cholestérol (voir recette *Poule au pot*, p. 136).

✓ Ne gardez jamais un poulet cru plus de 48 heures au réfrigérateur. La volaille est particulièrement sensible aux infections bactériennes par salmonelle.

✓ Choisissez de préférence des poulets bio ou, à défaut, « élevés en plein air » pour éviter les nombreux antibiotiques donnés aux animaux d'élevage.

✓ Le poulet est également une bonne source de sélénium et de vitamine E. Des études suggèrent que ces deux antioxydants peuvent renforcer le système immunitaire.

Ma recette de soupe magique anti-rhume

Faites bouillir 1 litre d'eau avec un cube de bouillon de volaille bio, 2 ou 3 carottes pelées et coupées en dés, un oignon et une gousse d'ail hachée, 1 cuillère à café de curcuma. Poivrez. Dès frémissement, ajoutez 2 blancs de poulet coupés en lamelle. Laissez mijoter sur feu doux 15 à 20 minutes. En cas de coup de froid, consommez cette soupe bien chaude.

9. Pruneau

Le pruneau est une prune séchée. Depuis toujours, on lui reconnaît des vertus thérapeutiques, notamment laxatives en raison de sa forte concentration en fibres. La pulpe de pruneau se caractérise par une grande richesse en glucides (glucose, fructose et sorbitol), ce qui en fait un aliment plein d'énergie. Le pruneau est une source importante de minéraux (fer, magnésium, potassium et calcium) et de bore, un oligoélément qui participe à l'utilisation des sucres et des graisses, à la formation des os, à la production des globules rouges et à la fabrication des cellules du système immunitaire. Le pruneau contient également des vitamines (B1 et E) aux vertus anti-âge, sans parler de son pouvoir antioxydant, du fait de la présence de polyphénols. Un véritable concentré de bienfaits ! En France, le pruneau d'Agen est protégé depuis 2002 par un label. On le consomme nature, en accompagnement de plats salés, ou dans des desserts sucrés.

Mes conseils en plus

- ✓ Associé au curcuma, le pruneau est le remède idéal contre les transits paresseux (voir recette *Rôti de veau aux pruneaux*, p. 139).
- ✓ Les pruneaux se conservent plusieurs mois dans une boîte ou un sac fermés, au frais, au sec et à l'obscurité. Pour éviter qu'ils se dessèchent et les garder plus longtemps, vous pouvez les entreposer au réfrigérateur dans un contenant hermétique (du type Tupperware).
- ✓ Attention : si vous souffrez du syndrome de l'intestin irritable, les pruneaux sont à éviter.

Ma compote magique spécial transit

Lavez les pruneaux et faites-les tremper une nuit dans deux verres d'eau tiède. Mettez-les à cuire le lendemain avec leur eau, ½ cuillère à café de cannelle, ½ cuillère à café de curcuma et 100 g de sucre brun. Mixez et servez froid.

10. Thé vert

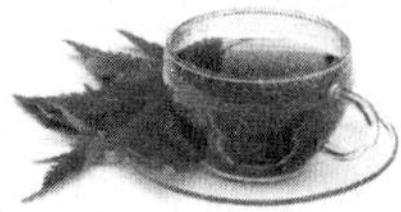

Le thé vert serait-il une boisson miracle ? Chaque année, les scientifiques font de nouvelles découvertes qui confirment ses effets bénéfiques sur la santé. Au Japon, par exemple, où il est largement consommé, le taux de mortalité dû au cancer du poumon est très bas, alors que les hommes fument beaucoup. Mais les bienfaits du thé vert ne s'arrêtent pas là : il aide à mincir en accélérant l'oxydation des graisses et en augmentant la rapidité avec laquelle les calories sont brûlées. Grâce à ses antioxydants, il prévient les maladies du cœur. Boire régulièrement du thé vert aurait également des effets antibiotiques et diminuerait la tension artérielle. Si vous n'aimez pas son goût un peu fade, sachez que ses effets bénéfiques se retrouvent également dans d'autres types de thé : plus puissants dans le thé blanc, et à moindre niveau dans le noir. En fait, moins les thés sont transformés (fermentés, semi-fermentés, fumés, comprimés, etc.), meilleurs ils sont pour la santé (thé blanc ou vert). Quoi qu'il en soit, le thé est la boisson idéale pour accompagner vos plats épicés.

Mes conseils en plus

✓ Associé au curcuma, le thé vert est encore plus miraculeux ! La combinaison de curcumine et d'EGCG (principal polyphénol du thé) serait huit fois plus efficace pour détruire les cellules cancéreuses que lorsque ces deux phénols agissent isolément. Dans vos tasses de thé vert, ajoutez désormais une pincée de curcuma en poudre et de poivre noir. C'est bon et c'est bon !

✓ Il existe plusieurs types de thé vert. Les plus courants sont les thés verts chinois : le classique au goût parfumé (en vrac ou en sachet) et le Gunpowder à la saveur plus légère (en feuilles enroulées en petites boules très compactes). Les thés japonais sont plus puissants : le Bencha et le Sencha se présentent en sachet ou en vrac et le Matcha sous forme de poudre. Leurs bienfaits sont similaires, c'est surtout une question de goût.

✓ Comme toutes les cultures, le thé est exposé à une foule de pesticides : jusqu'à quarante applications par an ! Et le thé n'est lavé à aucun moment de sa préparation. Une raison de plus pour choisir un thé labellisé bio !

✓ Évitez le thé vert à jeun, il est agressif pour l'estomac.

Pour consommer du curcuma facilement

Le curcuma est présent dans presque toutes les recettes de la cuisine indienne, dans la plupart des caris réunionnais, mais également dans les soupes et tajines marocains. Voici quelques-uns des plus grands classiques que vous trouverez facilement à la carte des restaurants ou en plat cuisiné.

- ✓ Dal de lentilles
- ✓ Chorba
- ✓ Samosas aux légumes
- ✓ Cari de poisson créole
- ✓ Nouilles chinoises (ou vietnamiennes) aux légumes et aux crevettes
- ✓ Curry d'agneau

- ✓ Tajine de poulet aux pruneaux
- ✓ Poulet tandoori

Le curcuma entre dans la composition de la poudre de tandoori, dans celle du curry et remplace le safran dans la cuisine réunionnaise. Mais il se retrouve également dans de nombreuses préparations industrielles de moutarde, charcuterie et autres produits laitiers où seule sa vertu colorante est retenue (sous la dénomination de E100).

Bref si vous devenez un accro du curcuma, il ne vous sera pas difficile d'en consommer régulièrement, y compris lors de vos repas pris à l'extérieur. Misez en priorité sur les restaurants indiens et vietnamiens pour être sûr de trouver du curcuma dans les plats proposés.

Partie 2

100 recettes magiques au curcuma

Assaisonnements, condiments

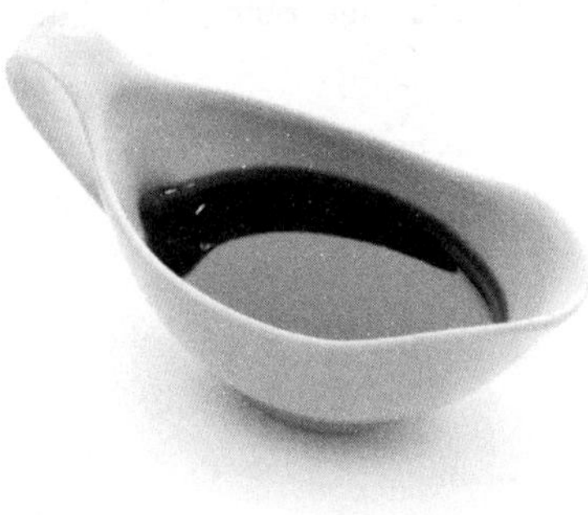

MON POIVRIER MAGIQUE

Superprotection

Préparation : 2 minutes
Pas de cuisson

Ingrédients : 1 c. à s. de fleur de sel ; 1 c. à c. de curcuma ; 2 tours de poivre.

- Dans une petite coupelle, mettez la fleur de sel, le curcuma et le poivre. Mélangez bien.
- Ajoutez une pincée de ce mélange sur tous vos plats.

☆ Le conseil magique

Vous pouvez remplacer la fleur de sel par du gomasio (un mélange de sel et de sésame) ou par un sel aux herbes.

Ma vinaigrette tonique

Protection cardiaque

Préparation : 5 minutes
Pas de cuisson

Ingrédients : ½ citron ; 4 c. à s. d'huile d'olive ; ½ c. à c. de curcuma ; 1 pincée de sucre ; fleur de sel ; poivre.

- Pressez le citron.
- Dans un bol, versez l'équivalent de 1 c. à s. de jus de citron avec le sucre et le sel. Mélangez soigneusement pour faire fondre le sucre et le sel.
- Ajoutez l'huile, le curcuma et le poivre, fouettez la vinaigrette à la fourchette.
- Goûtez, rectifiez l'assaisonnement avec du citron et du sel selon votre goût.

Le conseil magique

Cette vinaigrette accompagnera agréablement toutes vos salades. Elle se conserve un mois au réfrigérateur.

Pour une saveur sucrée-salée, ajoutez 1 c. à s. de miel d'acacia dans la préparation.

Crème fouettée au curcuma

Spécial calcium

Préparation : 5 minutes
Pas de cuisson
Réfrigération : 5 minutes

Ingrédients : 25 cl de crème entière liquide ; 1 c. à c. de curcuma ; sel, poivre.

- Versez la crème dans un bol et mélangez-la avec le curcuma, le poivre et le sel.
- Placez le bol au congélateur (environ 5 minutes).
- Fouettez votre crème bien froide au batteur électrique, jusqu'à obtenir une chantilly bien ferme. Attention à ne pas battre trop longtemps, la crème se transformerait en beurre.
- Servez frais.

☆ Le conseil magique

Pour remplacer l'indétrônable mayonnaise, ou la vinaigrette, la crème fouettée ou chantilly salée est une bonne alternative nettement plus light. Elle accompagnera agréablement les asperges, les viandes froides, les fruits de mer.

Chutney poire pomme au curcuma

Santé, minceur, détox

Préparation : 15 minutes
Cuisson : 30 minutes
Attente : 1 heure

Ingrédients : 250 g de pommes goldens ; 250 g de poires williams ; 1 piment oiseau (ou 1 c. à c. de piment en poudre) ; 1 c. à c. de quatre-épices ; 1 c. à c. de curcuma; 1 c. à c. de cumin en poudre ; 1 c. à s. de sucre roux ; 1 c. à s. de vinaigre de cidre ; 1 citron non traité ; 1 pincée de sel ; 4 pincées de poivre.

- Épluchez les pommes et les poires, coupez-les en quartiers. Ôtez le cœur et recoupez les quartiers en lamelles.
- Retirez les graines du piment et hachez-le.
- Prélevez le zeste du citron et pressez-le.
- Dans une casserole, portez à ébullition le sucre, le vinaigre et le zeste. Laissez frémir 5 minutes sur feux doux.
- Ajoutez les morceaux de pommes et de poires avec le piment, le quatre-épices, le poivre, le curcuma, le cumin et le sel, poursuivez la cuisson 5 minutes.
- Arrosez avec 10 cl d'eau, couvrez et laissez épaissir sur feu moyen en remuant délicatement de temps en temps, pendant environ 20 minutes. Il ne doit plus rester de liquide.
- Versez la préparation dans une coupelle et laissez refroidir 1 heure avant de déguster. →

☆ Le conseil magique

Le chutney, condiment aigre-doux indien, se prépare avec toutes sortes de fruits et d'épices. Servez-le froid (mais non glacé) avec des viandes blanches, des volailles, des poissons ou de la charcuterie.

Vous pouvez ajouter au mélange des raisins secs (Corinthe et Smyrne mélangés) et des oignons frais émincés.

RAÏTA DE CONCOMBRE

Bonne pour la flore intestinale, ventre plat, brûle-graisses

Préparation : 10 minutes
Pas de cuisson
Attente : 15 minutes

Ingrédients : 2 concombres ; 1 oignon frais ; 1 gousse d'ail ; 2 yaourts nature (type grec) ; 1 c. à c. de cumin ; 1 c. à c. de curcuma ; quelques gouttes de Tabasco ; sel, poivre.

- Épluchez les concombres. Fendez-les en deux et, à l'aide d'une petite cuillère, ôtez les graines. Râpez-les sur une grille à gros trous, puis laissez-les égoutter pendant 15 minutes dans une passoire. Pressez bien avec vos mains.
- Pelez l'oignon, coupez-le en deux et mettez-le dans le bol du robot. Ajoutez la gousse d'ail pelée et dégermée, mixez.
- Dans un saladier, mélangez les yaourts, le sel, le poivre, le cumin, le curcuma, le Tabasco, l'oignon et l'ail. Ajoutez les concombres, remuez et placez au réfrigérateur.
- Servez frais en accompagnement de vos plats indiens.

☆ Le conseil magique

Les raïtas, préparations consommées froides, sont populaires dans l'ensemble de l'Inde, avec d'innombrables variantes régionales dans les ingrédients et les modes de préparation. Elles accompagnent traditionnellement les plats de riz et de curry épicés.

Sauce cacahuète

Coupe-faim

Préparation : 5 minutes
Cuisson : 25 minutes

Ingrédients : 50 cl de lait de coco ; 100 g de cacahuètes grillées à sec et concassées ; 1 c. à c. de piment doux en poudre ; 1 c. à c. de curcuma ; ½ c. à c. de curry ; ½ c. à c. de gingembre en poudre ; sel, poivre.

- Dans une casserole, faites chauffer le lait à feu moyen en remuant avec une cuillère en bois.
- Ajoutez le piment, le curcuma, le curry, le gingembre et les cacahuètes. Salez, poivrez. Baissez le feu et laissez cuire 20 minutes environ (la sauce doit réduire).
- Goûtez et rectifiez l'assaisonnement en ajoutant du sel ou du piment selon votre goût.
- Juste avant de servir, réchauffez la sauce sur feu très doux.

☆ Le conseil magique

La sauce cacahuète avec sa texture « crunchy » est délicieuse avec des brochettes de poulet grillées ou des boulettes de viande. Elle peut se conserver dans un récipient hermétique quelques jours au réfrigérateur et se réchauffer au micro-ondes.

ACHARDS DE LÉGUMES CRÉOLES

Bons pour la flore intestinale

Pour 1 bocal
Préparation : 15 minutes
Cuisson : 8 minutes

Ingrédients : 1 belle courgette ; 1 carotte ; 2 feuilles de chou rouge ; 1 oignon ; 3 gousses d'ail ; 1 morceau de gingembre frais (environ 1 cm) ; 1 dose de safran ; 1 c. à c. de curcuma ; 1 c. à s. de vinaigre blanc ; 30 cl d'huile de colza ; sel, poivre.

- Pelez l'oignon, émincez-le finement.
- Lavez les légumes, enlevez la côte centrale des feuilles de chou, épluchez la carotte et la courgette. Coupez l'ensemble des légumes en fines lamelles.
- Dans un wok (ou une sauteuse), faites revenir l'oignon avec un peu d'huile (sans qu'il colore). Ajoutez les légumes et mélangez. Faites cuire le tout sur feu vif environ 5 minutes, juste le temps d'attendrir les légumes.
- Hors du feu, ajoutez le vinaigre blanc, mélangez et laissez refroidir.
- Épluchez et hachez l'ail et le gingembre.
- Dans un blender, versez l'huile, l'ail, le gingembre, le curcuma, le safran, le sel et le poivre. Mixez pour bien mélanger.
- Mettez les légumes dans un récipient hermétique (Tupperware ou pots de verre stérilisés) et recouvrez à hauteur d'huile parfumée.

→

✯ Le conseil magique

Les achards de légumes peuvent être servis en apéritif ou en condiment pour accompagner un plat de riz ou de graines. Ils sont meilleurs lorsque les légumes ont eu le temps de prendre la saveur des épices. Ils se conservent environ 15 jours au réfrigérateur.

SAUCE TOMATE ÉPICÉE

Amie du cœur et de la prostate

Pour 6 bocaux de 350 ml
Préparation : 20 minutes
Cuisson : 1 h 10

Ingrédients : 1,5 kg de tomates mûres ; 4 oignons ; 6 gousses d'ail ; 3 branches de thym ; 3 feuilles de laurier ; 1 c. à c. de curcuma ; 2 c. à s. d'huile d'olive ; sel, ¼ de c. à c. de poivre.

- Plongez les tomates 3 minutes dans une casserole d'eau bouillante. Retirez la peau avec un couteau fin. Coupez-les en quatre, épépinez-les, puis coupez la chair en dés.
- Épluchez les oignons et l'ail, hachez-les ensemble.
- Dans une cocotte, faites chauffer l'huile sur feu moyen et faites-y revenir le poivre et le curcuma. Ajoutez les oignons, l'ail, le thym et le laurier. Remuez avec une cuillère en bois.
- Quand l'oignon est translucide, ajoutez les dés de tomates et mélangez. Laissez mijoter 20 minutes à découvert sur feu moyen.
- Retirez le thym et le laurier, mixez la sauce tomate. Goûtez et salez à votre convenance.
- Versez la sauce tomate dans des bocaux, jusqu'à 1 cm du bord. Posez le caoutchouc de protection et fermez-les.
- Juste avant de servir, réchauffez la sauce dans une casserole sur feu très doux.

→

☆ Le conseil magique

Attention, il faut avoir stérilisé vos bocaux avant de les utiliser. Pour cela ébouillantez-les ainsi que les caoutchoucs de protection pendant 20 minutes, puis laissez-les sécher à l'air libre sur un torchon propre.

Entrées

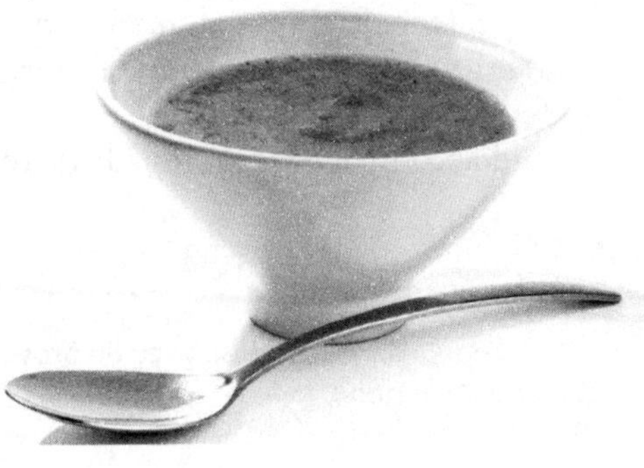

TOASTS CHAUDS CHÈVRE CURCUMA

Régime crétois

Pour 4 personnes
Préparation : 5 minutes
Cuisson : 2 minutes

Ingrédients : 1 bûchette de chèvre ; 4 tranches de pain complet ; 2 c. à s. de miel liquide ; 1 c. à c. de curcuma ; 1 poignée de cerneaux de noix concassés ; 1 poire mûre ; poivre.

- Dans un petit bol, mélangez le miel et le curcuma.
- Coupez la bûchette de chèvre en 8 tranches et arrosez-les de miel au curcuma.
- Épluchez la poire et coupez-la en petits dés. Ajoutez les cerneaux de noix. Mélangez et poivrez.
- Faites chauffer le gril de votre four.
- Disposez sur une plaque les tranches de pain. Posez sur chacune 1 c. à s. du mélange poire-noix et recouvrez d'une rondelle de chèvre au miel et curcuma.
- Passez sous le gril juste le temps que le fromage fonde un peu.
- Servez chaud accompagné d'une salade de roquette.

☆ Le conseil magique

Cette recette est également délicieuse avec de grosses tranches de pain de campagne.

CAVIAR EXPRESS D'AUBERGINE

Régime crétois

Pour 4 personnes
Préparation : 5 minutes
Cuisson : 15 minutes

Ingrédients : 2 aubergines ; 4 gousses d'ail ; 1 c. à c. de curcuma ; ½ c. à c. de sel ; 2 c. à s. d'huile d'olive.

- Épluchez les gousses d'ail, retirez le germe central et hachez-les finement. Faites-les revenir sur feu moyen, dans un faitout, avec l'huile (sans laisser l'ail noircir).
- Ajoutez les aubergines pelées et détaillées en dés, le sel et le curcuma. Laissez cuire à découvert, sur feu moyen, environ 12 minutes en remuant régulièrement. Les aubergines doivent être fondantes.
- Servez chaud ou froid.

☆ **Le conseil magique**

Pour un résultat plus onctueux, vous pouvez passer le caviar au mixeur. Accompagnée de riz basmati, cette préparation peut devenir un plat végétarien.

Dal de lentilles facile

Ventre plat, brûle-graisses

Pour 4 personnes
Préparation : 10minutes
Cuisson : 22 minutes

Ingrédients : 180 g de lentilles corail ; 1 grosse tomate bien mûre ; 1 c. à c. de coriandre ; 1 c. à c. de cumin ; 1 c. à c. de curry doux ; 1 c. à c. de curcuma ; 2 cm de gingembre frais (ou 1 c. à c. de gingembre en poudre) ; sel, poivre.

- Lavez les lentilles plusieurs fois dans une passoire, jusqu'à ce que l'eau qui s'écoule ne soit plus laiteuse.
- Pelez et épépinez la tomate, coupez-la en dés.
- Épluchez et hachez le gingembre le plus finement possible.
- Placez les lentilles dans une casserole, ajoutez 40 cl d'eau et laissez cuire à feu doux pendant 20 minutes. Écumez régulièrement.
- Une fois la cuisson terminée, ajoutez les épices, le gingembre et les dés de tomate. Salez et poivrez. Mélangez bien, laissez mijoter 1 à 2 minutes.

☆ Le conseil magique

Vous pouvez préparer le dal à l'avance et le réchauffer à feu doux au moment de passer à table.

Dés de courgette à la crème de coco

Immunité

Pour 4 personnes
Préparation : 15 minutes
Cuisson : 20 minutes

Ingrédients : 3 courgettes moyennes ; 20 cl de crème de noix de coco ; 1 feuille de laurier ; 1 c. à s. d'huile de colza ; 1 gros oignon ; 1 c. à c. de coriandre moulue ; 1 c. à c. de curcuma ; 1 c. à c. de piment rouge en poudre ; ½ citron ; sel, poivre.

- Dans une casserole, versez la crème de coco et ¼ de verre d'eau tiède. Ajoutez l'oignon épluché et haché, le curcuma, le piment, la coriandre et le laurier. Portez à ébullition sans cesser de remuer. La sauce doit réduire d'environ la moitié.
- Lavez les courgettes, essuyez-les et détaillez-les en dés de 2 cm environ. Faites-les dorer à feu vif dans une poêle antiadhésive avec l'huile, pendant 2 à 3 minutes. Arrosez du jus du citron, réduisez le feu et poursuivez la cuisson 5 minutes.
- Retirez les courgettes du feu, égouttez-les sur du papier absorbant. Incorporez-les à la crème de coco et laissez mijoter 5 minutes sans cesser de remuer. Salez et poivrez. Servez chaud.

☆ Le conseil magique

Remplacez les courgettes par des épinards frais poêlés ou des dés de carottes cuits à la vapeur.

SOUPE DE LENTILLES CORAIL

Coupe-faim, brûle-graisses, ventre plat, bonne pour le transit intestinal

Pour 4 personnes
Préparation : 15 minutes
Cuisson : 35 minutes

Ingrédients : 200 g de lentilles corail ; 2 carottes ; 1 branche de céleri ; 1 oignon ; 1 gousse d'ail ; 1 c. à c. de cumin ; 1 c. à c. de curcuma ; 1 c. à c. de curry ; 1 c. à s. d'huile d'olive ; 1 c. à c. de jus de citron ; sel, poivre.

- Lavez et coupez la branche de céleri en tronçons.
- Pelez et coupez les carottes en rondelles.
- Épluchez et émincez les oignons et l'ail.
- Dans une sauteuse à fond épais, faites revenir l'ail, les oignons, les carottes et le céleri avec l'huile pendant 5 minutes sur feu moyen. L'ail ne doit pas brunir.
- Pendant ce temps, lavez et égouttez les lentilles. Ajoutez-les lentilles dans la sauteuse avec 1 litre d'eau, 1 pincée de sel, les épices et le jus de citron. Couvrez et laissez cuire 30 minutes environ à feu doux.
- Passez la préparation au mixeur, poivrez, servez chaud.

☆ Le conseil magique

Vous pouvez ajouter quelques pluches de feuilles de céleri ou du persil ciselé au moment de servir.

SALADE FRAÎCHEUR AUX CREVETTES

Superdigeste, brûle-graisses

Pour 4 personnes
Préparation : 15 minutes
Pas de cuisson
Réfrigération : 2 heures

Ingrédients : 1 bulbe de fenouil ; 1 branche de céleri ; 400 g de crevettes roses épluchées ; 80 g de truite fumée ; 1 c. à c. de moutarde ; ½ citron non traité ; 2 c. à s. d'huile d'olive ; 1 c. à s. de sauce soja ; 1 pincée de curcuma.

- Lavez, puis coupez le bulbe de fenouil en quatre, en retirant la partie centrale. Détaillez les quartiers en fines lamelles.
- Lavez et tranchez finement la branche de céleri.
- Effilochez les tranches de truite fumée.
- Mélangez le céleri, le fenouil, la truite et les crevettes dans un saladier.
- Prélevez et râpez le zeste du citron et pressez le jus.
- Dans un bol, faites une vinaigrette avec la moutarde, le jus du citron, le zeste, l'huile, la sauce soja et le curcuma.
- Versez la sauce dans le saladier, mélangez et mettez au frais au moins 2 heures.

☆ Le conseil magique

Ce plat peut se préparer la veille. Au moment de servir, vous pouvez ajouter quelques feuilles de coriandre ciselées.

SALADE DE POIS CHICHES

Coupe-faim, ventre plat

Pour 4 personnes
Préparation : 15 minutes
Pas de cuisson

Ingrédients : 1 boîte de 250 g de pois chiches au naturel ; 1 concombre ; 4 petits oignons frais (avec tiges) ; ½ bouquet de menthe ; 1 c. à s de curcuma ; 3 c. à s. d'huile d'olive ; ½ citron ; ½ orange ; ½ c. à c. de curry ; sel, poivre.

- Rincez les pois chiches sous l'eau froide jusqu'à ce qu'ils ne moussent plus. Laissez égoutter.
- Lavez, séchez et ciselez la menthe.
- Pelez et émincez les oignons.
- Pressez le citron et l'orange.
- Préparez une vinaigrette avec l'huile, le jus des agrumes, le curcuma, le curry, du sel et du poivre.
- Épluchez et épépinez le concombre, détaillez-le en petits cubes.
- Dans un saladier, mélangez les dés de concombre, les pois chiches, les oignons, la menthe ciselée et la vinaigrette. Placez au réfrigérateur jusqu'au moment de servir.

☆ Le conseil magique

Ce plat peut se préparer la veille. Si vous utilisez des oignons en botte, ajoutez à votre salade quelques tiges lavées et ciselées comme de la ciboulette. C'est beau et c'est délicieux !

Salade de quinoa au thon

Superprotéinée, ventre plat

Pour 4 personnes
Préparation : 10 minutes
Cuisson : 20 minutes

Ingrédients : 1 verre de quinoa ; 1 boîte de thon au naturel (80 g) ; 1 carotte ; 4 feuilles de salade (laitue ou chêne) ; 1 poignée de radis ; 3 c. à s. d'huile d'olive ; 1 c. à s. de jus de citron ; 1 pincée de curcuma ; sel, poivre.

- Rincez soigneusement le quinoa. Mettez-le dans une casserole avec 2 verres d'eau froide salée. Couvrez et laissez cuire à feu moyen jusqu'à évaporation de l'eau.
- Pendant ce temps, lavez les feuilles de salade et coupez-les en lamelles.
- Épluchez la carotte et détaillez-la en bâtonnets.
- Lavez et coupez les radis en rondelles.
- Dans un saladier, émiettez le thon égoutté. Ajoutez le quinoa, les bâtonnets de carotte, les rondelles de radis et les lamelles de salade. Mélangez.
- Dans un bol, préparez une vinaigrette en mélangeant le jus de citron, l'huile, le curcuma, du sel et du poivre.
- Versez la vinaigrette dans le saladier et placez au frais avant de déguster.

☆ Le conseil magique

C'est le plat d'été idéal. Peu calorique, frais et savoureux !

VELOUTÉ DE CAROTTE

Belle peau

Pour 4 à 6 personnes
Préparation : 10 minutes
Cuisson : 30 à 35 minutes

Ingrédients : 1 kg de carottes ; 1 pomme de terre ; 1 oignon ; ½ c. à c. de curry ; ½ c. à c. de cumin ; 1 pincée de curcuma ; 2 c. à s. d'huile de colza ; 20 cl de crème liquide allégée ; sel, poivre.

- Pelez et émincez l'oignon.
- Épluchez les carottes et la pomme de terre. Coupez-les en cubes.
- Dans une casserole à fond épais (ou une cocotte), faites blondir l'oignon avec l'huile à feu moyen.
- Ajoutez les carottes et la pomme de terre et laissez cuire 5 minutes.
- Ajoutez ¾ de litre d'eau, le curry, le curcuma et le cumin. Couvrez et laissez mijoter 20 à 25 minutes à petits bouillons.
- Lorsque les légumes sont cuits, passez la préparation au mixeur avec la crème liquide. Salez et poivrez.
- Servez tiède ou froid.

☆ Le conseil magique

S'il vous reste quelques feuilles de coriandre ou de persil plat, parsemez la soupe d'herbes hachées au moment de servir.

VELOUTÉ DE POTIMARRON AUX NOISETTES

Acido-basique

Pour 4 personnes
Préparation : 10 minutes
Cuisson : 20 à 25 minutes

Ingrédients : 1 potimarron ; 1 gousse d'ail ; ½ litre de lait écrémé ; 1 c. à c. de curcuma ; 1 poignée de noisettes bio ; sel, poivre.

- Lavez le potimarron et coupez-le en quartiers. Retirez les fils et les graines.
- Déposez les morceaux de potimarron dans un autocuiseur avec un verre d'eau. Faites cuire 10 minutes dès que la soupape siffle.
- Pendant ce temps, concassez les noisettes et faites-les griller quelques minutes dans une poêle antiadhésive.
- Pelez l'ail et écrasez-le avec le fond d'un verre.
- Égouttez le potimarron dans une passoire et épluchez-le (après cuisson, la peau est ramollie et se détache toute seule). Remettez les morceaux dans la cocotte avec le lait, l'ail écrasé, le sel et le poivre. Couvrez et laisser mijoter sur feu moyen pendant 5 à 10 minutes.
- Une fois le potimarron bien cuit, versez les morceaux dans un blender. Mixez en ajoutant du bouillon selon la consistance du velouté souhaitée.
- Servez chaud saupoudré de noisettes torréfiées.

→

☆ Le conseil magique

Le curcuma et le potimarron se marient à merveille. Pensez à les associer systématiquement en gratin, soupe ou purée.

Verrine fraîcheur crevette avocat

Protection cardiaque, ventre plat

Pour 4 personnes
Préparation : 10 minutes
Pas de cuisson
Réfrigération : 30 minutes

Ingrédients : 3 avocats mûrs ; 12 crevettes roses ; 2 citrons verts ; quelques brins de ciboulette ; ½ c. à c. de curcuma ; ½ c. à c. de paprika ; sel, poivre.

- Pelez les avocats et coupez-les en petits cubes.
- Décortiquez les crevettes. Gardez-en 4 entières pour la décoration et coupez les autres en 3 ou 4 morceaux. Pressez les citrons verts. Lavez la ciboulette et hachez-la.
- Dans un bol, mélangez les cubes d'avocat et les morceaux de crevettes. Ajouter le jus de citron, la ciboulette, le curcuma, le paprika, du sel et du poivre. Remuez et rectifiez l'assaisonnement selon votre goût.
- Remplissez chaque verrine avec 1 c. à s. du mélange et déposez une crevette sur le dessus.
- Mettez au réfrigérateur au moins 30 minutes.

☆ Le conseil magique

Vous pouvez remplacer la ciboulette par de la coriandre hachée ou du persil plat, et mettre une petite couche de carottes râpées au fond de vos verrines.

ŒUFS AU CURCUMA

Top protéines, taille fine

Pour 4 personnes
Préparation : 15 minutes
Cuisson : 15 minutes

Ingrédients : 4 œufs bio ; 1 gros oignon ; 1 gousse d'ail ; 2 grosses tomates ; 2 c. à s d'huile d'olive ; 1 c. à c. de cumin en poudre ; 1 c. à c. de curcuma; quelques feuilles de coriandre ; sel, poivre.

- Pelez et émincez l'ail et l'oignon.
- Épluchez et épépinez les tomates. Coupez leur chair en petits cubes.
- Dans une grande poêle, faites revenir l'oignon dans l'huile sans qu'il brunisse (2 minutes), puis ajoutez l'ail, le cumin, le curcuma et les tomates. Laissez mijoter doucement pendant 5 minutes.
- Salez et poivrez puis réduisez le feu au minimum.
- À l'aide d'une cuillère à soupe, creusez quatre puits dans la préparation. Déposez un œuf dans chacun d'entre eux et laissez cuire jusqu'à ce que le blanc soit coagulé.
- Servez aussitôt saupoudré de coriandre fraîche.

☆ Le conseil magique

Remplacez la coriandre par de la ciboulette ou du persil, les tomates fraîches par une boîte de tomates concassées.

La chorba

Régime méditerranéen

Pour 4 personnes
Préparation : 20 minutes
Cuisson : 45 minutes

Ingrédients : 2 oignons ; 3 poireaux ; 3 carottes ; 2 pommes de terre ; 2 petits navets ; 2 cubes de bouillon de bœuf ; 3 tomates (ou 1 boîte de 400 g de tomates concassées) ; 2 branches de céleri; 50 g de beurre ; 1 c. à c. de curcuma ; 40 g de vermicelles ; 3 branches de persil ; 3 branches de coriandre ; sel, poivre.

- Pelez les oignons et hachez-les puis lavez soigneusement les poireaux et détaillez-les en rondelles.
- Épluchez les pommes de terre, les carottes et les navets et coupez-les en dés.
- Pelez les tomates et hachez-les grossièrement au couteau.
- Rincez et détaillez les branches de céleri en fines lamelles.
- Lavez et hachez le persil et la coriandre.
- Portez à ébullition 1,5 litre d'eau avec les cubes de bouillon de bœuf.
- Mettez le beurre à fondre dans une cocotte. Quand il est bien mousseux, faites-y revenir les oignons et les poireaux sans les laisser dorer. Ajoutez les pommes de terre, puis arrosez avec le bouillon et portez à ébullition.
- Dès les premiers frémissements, ajoutez les carottes, les navets, les tomates et le céleri. Salez légèrement

→

(le bouillon est déjà salé), poivrez largement. Ajoutez le curcuma, mélangez et couvrez. Dès la reprise de l'ébullition, laissez mijoter 20 minutes.

- 10 minutes avant de servir, versez les vermicelles en pluie dans la soupe et poursuivez la cuisson encore 10 minutes.
- Servez la soupe chaude, parsemée de persil et de coriandre hachés.

Le conseil magique

La chorba est un plat traditionnel maghrébin. Il en existe plusieurs variantes selon les régions (tunisienne, algérienne ou marocaine). Elle est surtout servie lors du ramadan, au moment de la rupture du jeûne.

Soupe glacée courgette curcuma

Superdétox

Pour 4 personnes
Préparation : 10 minutes
Cuisson : 20 minutes
Réfrigération : 2 heures

Ingrédients : 500 g de courgettes ; 1 cube de bouillon de légumes bio ; 1 gousse d'ail ; 2 c. à s. de yaourt velouté à 0 % ; ½ c. à c. de curcuma ; sel, poivre.

- Lavez et épluchez les courgettes, coupez-les en rondelles.
- Pelez la gousse d'ail et écrasez-la avec le fond d'un verre.
- Versez ½ litre d'eau dans une casserole. Faites chauffer en délayant le cube de bouillon. Puis ajoutez-y les courgettes et l'ail, couvrez et laissez cuire 20 minutes.
- Lorsque les légumes sont cuits, mixez-les avec l'eau de cuisson et le yaourt.
- Versez la préparation dans un saladier. Assaisonnez avec le curcuma, le sel et le poivre. Mettez au réfrigérateur au minimum 2 heures.
- Servez bien frais.

☆ Le conseil magique

S'il vous reste quelques feuilles de coriandre ou de persil plat, parsemez la soupe d'herbes hachées au moment de servir.

En-cas

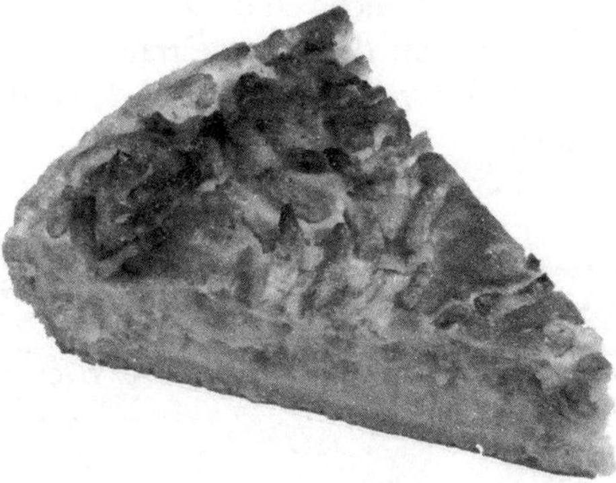

CHEESEBURGER EXPRESS

L'Amérique version antioxydante !

Pour 1 personne
Préparation : 15 minutes
Cuisson : 5 minutes
Marinage : 30 minutes

Ingrédients : 1 pain muffin complet (au rayon pain de mie) ; ½ blanc de poulet ; 1 tranche de cheddar ; 5 pousses d'épinard ; 1 pincée de curry ; 1 pincée de curcuma ; 1 c. à s. d'huile d'olive ; ½ citron ; 1 c. à c. de fromage frais à 0 % ; sel, poivre.

- Coupez le blanc de poulet en lamelles fines.
- Dans un bol, versez 1 c. à s. d'huile d'olive, le jus du citron et les épices. Battez à la fourchette pour bien mélanger le tout et ajoutez le poulet. Laissez mariner 30 minutes.
- Égouttez les morceaux de poulet, faites-les revenir 5 minutes dans une poêle antiadhésive à feu moyen.
- Toastez le muffin tranché en deux.
- Tartinez légèrement de fromage frais une tranche de muffin, puis disposez les épinards, le cheddar, et enfin le poulet.
- Recouvrez d'une tranche de muffin, et servez.

☆ Le conseil magique

Un cheeseburger nettement plus light et avec fibres intégrées !

TORTILLA AUX POMMES DE TERRE

Protéinée

Pour 4 personnes
Préparation : 5 minutes
Cuisson : 45 minutes

Ingrédients : 4 pommes de terre ; 2 oignons ; 1 gousse d'ail ; 4 œufs ; 5 cl de lait ; 1 pincée de paprika ; 1 pincée de curcuma ; 1 c. à s. d'huile d'olive ; sel, poivre.

- Épluchez et coupez les pommes de terre en lamelles fines (environ 3 mm).
- Pelez et émincez les oignons et l'ail.
- Dans une poêle à large bord (sauteuse ou wok), faites revenir les pommes de terre dans l'huile sur feu vif. Réduisez le feu, versez ½ verre d'eau et laissez cuire sur feu doux jusqu'à ce qu'il n'y ait plus de liquide et que les pommes de terre soient fondantes. Salez et poivrez.
- Dans un bol, battez les œufs en omelette avec le lait, le curcuma et le paprika. Salez et poivrez.
- Ajoutez les œufs aux pommes de terre et faites cuire à feu doux pendant 10 minutes (l'omelette ne doit pas être trop baveuse). Retournez l'omelette à l'aide d'une assiette et poursuivez la cuisson 5 minutes.
- Servez cette tortilla chaude ou froide, coupée en cubes de 3 à 4 cm.

→

☆ Le conseil magique

La tortilla est un classique des tapas espagnoles. Elle sera parfaite en guise d'apéritif, mais elle peut aussi servir de plat principal, accompagnée d'une salade verte.

PAIN PITA AU CURCUMA

Nature

Pour 8 pains
Préparation : 15 minutes
Cuisson : 5 minutes
Repos : 2 heures

Ingrédients : 250 g de farine blanche (bio) ; 1 c. à c. de curcuma ; ½ c. à s. de levure boulangère ; ¾ de verre d'eau tiède (environ 17 cl) ; ½ c. à s. de sel.

- Mélangez dans un saladier la levure, le sel et le curcuma à la farine, ajoutez l'eau et pétrissez la pâte pendant 10 minutes environ. Elle ne doit être ni trop fluide, ni trop épaisse. Laissez-la gonfler 1 heure sous un linge humide. Elle doit doubler de volume.
- Répartissez-la en petites boules d'environ 6 cm de diamètre. Puis laissez reposer les pâtons ½ heure sous un linge humide.
- Préchauffez votre four th. 8 (250 °C).
- Étalez les pâtons avec un rouleau enfariné pour en faire des disques de 2 mm d'épaisseur, ou plus selon ce que vous aimez. Laissez reposer 20 minutes.
- Déposez les disques sur une plaque et enfournez au minimum 5 minutes pour les disques de 2 mm et plus pour des disques plus épais. Les pitas doivent être dorées. Sortez-les du four et laissez-les refroidir.
- Lorsque les pitas sont à peine tièdes, fourrez-les avec la préparation de votre choix.

→

✰ Le conseil magique

Il est possible d'ajouter du curcuma dans presque toutes les recettes de pain : pain brioché, pain complet, pain à l'huile d'olive… À vous d'improviser !

GALETTES DE RIZ AU CURCUMA

Protéinées

Pour 4 personnes
Préparation : 10 minutes
Cuisson : 55 minutes

Ingrédients : 250 g de riz rond complet ; 1 cube de bouillon de légumes bio ; 1 c. à c. de curcuma ; 100 g d'emmental râpé ; 1 œuf ; 4 c. à s. de chapelure ; 2 c. à s. d'huile d'olive.

- Faites cuire le riz dans un grand volume d'eau avec un bouillon de légumes et le curcuma pendant 45 minutes environ. Égouttez-le, salez et laissez tiédir.
- Mélangez soigneusement le riz avec le fromage râpé et l'œuf entier (n'hésitez pas à utiliser vos mains pour un résultat plus homogène).
- Versez un peu de chapelure dans une assiette creuse.
- Divisez le mélange obtenu en quatre galettes et roulez chacune d'entre elles dans la chapelure.
- Dans une poêle bien chaude et bien huilée, faites dorer les galettes 5 minutes sur chaque face.
- Servez-les bien chaudes, accompagnées d'une salade verte.

☆ **Le conseil magique**

Le riz sera plus compact si vous l'avez fait cuire la veille et donc plus facile à manipuler.

Cake poulet curcuma

Équilibre nerveux

Pour 6 personnes
Préparation : 15 minutes
Cuisson : 35 minutes

Ingrédients : 2 filets de poulet (environ 200 g) ; 100 g de farine ; 3 œufs ; 15 cl de lait ; 2 c. à s. d'huile d'olive ; ½ sachet de levure chimique ; 100 g de gruyère râpé ; 2 c. à s. de curcuma ; 10 noisettes concassées grossièrement ; sel, poivre ; beurre.

- Préchauffez le four th. 6 (180 °C).
- Coupez les filets de poulet en petits morceaux et faites-les revenir dans une poêle avec un peu d'huile.
- Dans un saladier, cassez les œufs entiers et battez-les à la fourchette. Versez la farine en pluie puis la levure, en mélangeant soigneusement. Délayez avec le lait et l'huile d'olive. Incorporez le gruyère râpé, le poulet et le curcuma.
- Versez la préparation dans un moule à cake beurré. Saupoudrez de noisettes.
- Enfournez pour 35 minutes environ.
- Dégustez chaud ou tiède.

☆ Le conseil magique

Une variante de ce cake peut se réaliser avec du poisson (un filet de cabillaud cuit de 200 g). Dans ce cas, remplacez le gruyère par 3 c. à s. de tomate concassée.

QUICHE AU SAUMON

Oméga 3

Pour 6 personnes
Préparation : 20 minutes
Cuisson : 40 minutes

Ingrédients : 1 pâte feuilletée ou brisée ; 4 tranches de saumon fumé ; 6 blancs de poireaux ; 250 g de ricotta ; 3 œufs bio ; 15 cl de crème liquide ; 1 c. à c. de curcuma ; 1 c. à c. de cumin ; 1 c. à c. de gingembre ; 1 c. à c. de paprika ; 30 g de parmesan râpé ; 1 c. à s. d'huile de colza ; sel, poivre.

- Lavez les blancs de poireaux et coupez-les en rondelles.
- Dans une poêle, faites revenir les poireaux avec l'huile de colza à feu doux, pendant environ 10 minutes. Salez et poivrez légèrement.
- Étalez la pâte dans le fond d'un moule à manqué. Piquez le fond avec une fourchette.
- Dans un petit saladier, écrasez la ricotta à la fourchette et cassez les œufs. Ajoutez la crème et les épices et fouettez énergiquement. Salez et poivrez.
- Lorsque les poireaux sont tendres, versez-les sur la pâte, déposez par-dessus le saumon fumé coupé en morceaux, puis versez la préparation à la ricotta. Parsemez le dessus de la quiche de parmesan, puis enfournez pour 30 minutes. La quiche doit ressortir du four dorée et bien jaune, grâce au curcuma.
- Servez chaud ou froid accompagné d'une salade.

☆ Le conseil magique

Remplacez le saumon par de la truite fumée.

Sandwich indien express

Flavonoïdes et antioxydants

Pour 1 personne
Préparation : 5 minutes
Cuisson : 3 minutes

Ingrédients : ⅓ de baguette au pavot ou 2 tranches de pain de mie multigraines ; ½ oignon rouge ; 2 feuilles de salade verte (laitue ou chêne) ; 2 tranches de jambon de dinde ou de poulet ; 100g de fromage blanc bio allégé ; 1 c. à c. de curry ; ½ c. à c. de curcuma ; 50 g de carottes râpées (1 grosse c. à s.) ; ½ tomate ; 1 c. à c. d'huile de colza ; sel, poivre.

- Dans un bol, mélangez le fromage blanc, les carottes râpées, le curry et le curcuma. Salez, poivrez.
- Coupez la baguette en deux et tartinez la mie avec cette préparation. Si vous utilisez du pain de mie, toastez-le avant d'étaler le fromage blanc.
- Coupez la tomate en fines tranches et les feuilles de salade en lamelles.
- Épluchez l'oignon et émincez-le en fines rondelles. Faites-le blondir à la poêle avec un peu d'huile.
- Pour le montage du sandwich, mettez une couche d'oignon sur la première tartine, puis une couche de tomates, une tranche de dinde pliée en deux et les lamelles de salade. Recommencez dans le même ordre et terminez par le pain.
- Dégustez immédiatement.

Le conseil magique

Remplacez le jambon par une escalope de dinde cuite coupée en cubes.

SANDWICHES LIBANAIS

Confort digestif

Pour 2 personnes
Préparation : 10 minutes
Cuisson : 30 minutes
Marinage : 1 heure

Ingrédients : 2 pains pita ; 2 c. à s. de houmous ; 2 tomates ; ½ concombre ; 1 oignon moyen ; 1 blanc de poulet cru (environ 200 g) ; 1 yaourt nature ; 4 gousses d'ail ; 2 feuilles de laitue, 1 c. à c. de menthe hachée ; 1 c. à c. de cumin ; ½ c. à c. de curcuma ; 1 c. à c. de ciboulette ; ½ citron ; 1 c. à c. d'huile d'olive ; sel, poivre.

- Lavez, épluchez et coupez les tomates et le concombre en petits dés.
- Lavez les feuilles de laitue.
- Pelez les gousses d'ail et l'oignon. Écrasez l'ail avec le fond d'un verre. Émincez l'oignon et faites-le blondir sur feu doux dans l'huile.
- Préchauffez votre four 10 minutes th. 6-7 (200 °C).
- Dans un grand bol, mélangez le yaourt, l'ail, la menthe, le cumin, le curcuma, la ciboulette, le jus du citron. Salez et poivrez selon votre goût.
- Coupez le poulet en morceaux et mélangez-le à la marinade au yaourt. Laissez reposer au frais 1 heure.
- Mettez le poulet mariné à cuire 25 à 30 minutes, conservez la marinade.

→

- Pour le montage du sandwich, superposez une couche de houmous, une couche de marinade, le poulet, les oignons, les tomates, le concombre et la laitue sur chaque pain pita.
- Roulez les sandwiches et mangez chaud.

☆ Le conseil magique

Ce sandwich peut également se réaliser avec une escalope de dinde.

SAMOSSAS AUX LÉGUMES

Coupe-faim

Pour 4 personnes
Préparation : 25 minutes
Cuisson : 30 minutes

Ingrédients : 6 feuilles de pâte filo ; 100 g de petits pois écossés ; 100 g de carottes ; 100 g de pommes de terre ; 1 oignon ; 2 petits piments verts ; 1 tête d'ail ; 1 petite racine de gingembre ; ½ c. à c. de curcuma ; ¼ de c. à c. de coriandre en poudre ; ½ c. à c. de cumin en poudre ; 1 citron vert ; quelques feuilles de coriandre fraîche ; 4 c. à s. d'huile de colza ; sel, poivre.

- Épluchez et coupez les carottes et les pommes de terre en petits morceaux. Rincez-les sous l'eau froide.
- Pressez le citron.
- Lavez, coupez et épépinez les piments. Épluchez le gingembre. Pelez l'ail. Mixez tous les condiments ensemble (pour obtenir une pâte).
- Pelez et émincez l'oignon. Faites-le blondir dans une poêle avec l c. à c. d'huile, puis ajoutez les carottes, les petits pois et les pommes de terre avec les épices moulues (curcuma, coriandre, cumin). Salez, poivrez et versez ½ verre d'eau. Couvrez et laissez cuire à feu doux jusqu'à évaporation de l'eau.
- Hors du feu, mélangez les légumes avec la pâte gingembre, ail, piment. Arrosez de jus de citron et ajoutez les feuilles de coriandre.

→

- Coupez les feuilles de filo en deux dans le sens de la longueur. À l'aide d'un pinceau (ou d'un papier absorbant), huilez-les légèrement. Déposez une grosse cuillère à soupe de farce dans l'un des coins et pliez la feuille en triangle.
- Faites chauffer 3 c. à s. d'huile dans une grande poêle. Déposez les samoussas six par six et laissez-les cuire 3 minutes sur chaque face.
- Égouttez-les sur du papier absorbant. Consommez-les chauds ou tièdes.

☆ Le conseil magique

Vous pouvez remplacer le gingembre et les piments par 2 c. à s. de chutney. Et si vous ne trouvez pas de feuille de filo, prenez des feuilles de brick.

TRIANGLES AU THON

Coupe-faim

Pour 4 personnes
Préparation : 10 minutes
Cuisson : 15 minutes

Ingrédients : 3 feuilles de pâte filo ; 1 boîte de thon nature (160 g) ; 1 œuf dur ; 6 olives noires dénoyautées ; 3 pincées de piment ; 3 pincées de curcuma ; 2 c. à s. de coriandre ciselée ; 10 g de beurre ; 1 c. à c. d'huile d'olive ; sel, poivre.

- Préchauffez le four th. 6-7 (200 °C).
- Hachez grossièrement les olives et la coriandre.
- Dans un bol, écrasez l'œuf dur à la fourchette, puis ajoutez le thon égoutté et émietté, les olives, les épices, le mélange olives-coriandre. Salez légèrement, poivrez et mélangez soigneusement en ajoutant un filet d'huile d'olive pour lier l'ensemble.
- Coupez les feuilles de pâte filo en deux et repliez-les sur elles-mêmes (afin de constituer 6 bandes). Déposez 1 c. à s. du mélange au coin de chaque bande et repliez celles-ci en triangle.
- Placez les triangles sur la grille de four recouverte de papier sulfurisé. Badigeonnez le dessus des triangles de beurre fondu à l'aide d'un pinceau.
- Enfournez pour 15 minutes, les triangles doivent être bien dorés.
- Dégustez chaud ou tiède.

☆ Le conseil magique

Remplacez les feuilles de pâte filo par des feuilles de brick.

Cake crevettes curcuma

Le plein de protéines !

Pour 6 personnes
Préparation : 15 minutes
Cuisson : 45 minutes

Ingrédients : 3 œufs ; 150 g de farine ; 1 sachet de levure ; 2 c. à s. d'huile de tournesol ; 5 c. à s. de lait de coco ; 100 g de gruyère râpé ; 150 g de crevettes cuites et décortiquées ; 2 échalotes ; 2 c. à s. de coriandre hachée ; 1 c. à s. de curcuma ; sel, poivre ; beurre.

- Préchauffez le four th. 6 (180 °C).
- Pelez et émincez les échalotes.
- Dans un saladier, battez les œufs avec la farine, la levure et le curcuma à l'aide d'un fouet. Incorporez petit à petit l'huile et le lait de coco. Ajoutez les échalotes et le gruyère. Salez, poivrez et mélangez soigneusement.
- Incorporez les crevettes coupées en morceaux à la préparation, ainsi que la coriandre.
- Versez le tout dans un moule à cake beurré (ou anti-adhésif). Enfournez pour 45 minutes environ.
- Dégustez chaud ou tiède.

☆ Le conseil magique

Vous pouvez remplacer les crevettes par du poisson blanc cuit.

CHIPS AU CURCUMA

Extra-light, superminéralisées

Préparation : 15 minutes
Cuisson : 3 heures

Ingrédients : pomme de terre ; navet ; panais ; patate douce ; curcuma ; sel.

- Préchauffez le four th. 2 (60 °C).
- Lavez et épluchez les fruits et les légumes.
- Coupez-les en rondelles très fines, comme des chips, avec une mandoline.
- Déposez les tranches sur la plaque du four recouverte d'une feuille de papier cuisson. Salez légèrement et saupoudrez de curcuma. Laissez les chips se déshydrater au four pendant 3 heures environ.
- Dégustez froid.

Le conseil magique

Il est possible également de faire des chips de fruits : pomme, poire, melon...

CLAFOUTIS AUX CAROTTES

Belle peau

Pour 4 personnes
Préparation : 25 minutes
Cuisson : 35 minutes

Ingrédients : 3 carottes moyennes ; 6 oignons primeurs ; 1 c. à c. de curcuma ; 1 pincée de piment d'Espelette ; 3 c. à s. de basilic haché ; 80 g de farine tamisée blanche (bio) ; 3 gros œufs ; ½ litre de lait entier (bio) ; 1 c. à c. d'huile d'olive ; sel, poivre ; beurre.

- Préchauffez votre four th. 7-8 (220 °C).
- Épluchez les carottes et râpez-les.
- Pelez les oignons et faites-les dorer dans un peu d'huile d'olive, puis posez-les sur du papier absorbant.
- Dans une jatte, fouettez les œufs et versez petit à petit le lait. Salez, poivrez, ajoutez le curcuma, le basilic et le piment d'Espelette.
- Versez la farine en pluie dans la jatte en fouettant le mélange pour qu'il soit très homogène. Terminez en incorporant les carottes et les oignons.
- Beurrez généreusement un plat à gratin et versez la préparation. Enfournez pour 35 minutes.
- Dégustez tiède ou froid avec une salade verte.

☆ Le conseil magique

Remplacez les carottes par des panais ou des navets primeurs.

SANDWICH BOLLYWOOD

Antioxydant

Pour 1 personne
Préparation : 15 minutes
Pas de cuisson

Ingrédients : 1 pain pita ; 2 tranches de jambon de poulet ou 1 blanc de poulet froid ; 2 feuilles de laitue ; 3 c. à s. de fromage blanc à 0 % ; 1 pincée de cumin ; 1 pincée de curry doux ; 1 pincée de curcuma ; 1 c. à s. de raisins de Corinthe.

- Lavez, séchez et émincez finement les feuilles de salade.
- Coupez le poulet en lanières.
- Battez le fromage blanc avec le cumin, le curry doux et le curcuma. Puis ajoutez le poulet, la salade et les raisins. Mélangez bien.
- Passez le pain pita quelques secondes au grille-pain pour le rendre plus moelleux. Puis coupez-le jusqu'aux trois quarts dans l'épaisseur. Remplissez-en l'intérieur avec cette préparation.
- Consommez immédiatement pour éviter que le pain ne sèche.

☆ Le conseil magique

Ce sandwich sera encore meilleur si vous faites vous-même vos pains pita.

Poissons

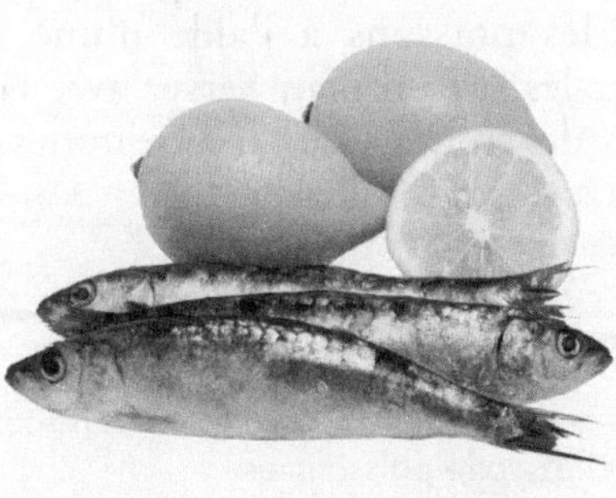

BOUILLABAISSE

Superprotéinée

Pour 4 personnes
Préparation : 15 minutes
Cuisson : 25 minutes

Ingrédients : 4 tranches de lotte ; 4 rougets grondins ; 1 litre de soupe de poissons ; 1 c. à c. de curcuma ; 4 branches de céleri ; 1 boîte de tomates concassées (200 g) ; 2 gousses d'ail ; ½ baguette ; 1 pot de rouille ; 100 g d'emmental râpé ; 1 c. à s. d'huile d'olive ; sel, poivre.

- Lavez et coupez le céleri en tronçons de 1 cm.
- Épluchez les gousses d'ail.
- Dans un faitout, portez la soupe de poissons à petite ébullition. Ajoutez les tomates concassées, le curcuma, le fenouil et l'huile d'olive ; salez, poivrez. Laissez frémir pendant 10 minutes.
- Pendant ce temps, écaillez et videz les rougets. Rincez les poissons sous l'eau froide, puis mettez-les dans le faitout. Laissez cuire 10 minutes à frémissements.
- Retirez les poissons à l'aide d'une écumoire. Disposez-les sur un plat. Servez avec la soupe de poissons, des croûtons de baguette frottés d'ail, l'emmental râpé et la rouille.

✯ Le conseil magique

Les rougets peuvent être remplacés par des rascasses, selon l'arrivage chez votre poissonnier.

BAR SUR FONDUE DE POIREAUX

Diurétique

Pour 4 personnes
Préparation : 15 minutes
Cuisson : 30 minutes

Ingrédients : 4 filets de bar ; 1 citron ; 50 cl de crème fraîche ; ½ cube de bouillon de légumes bio ; 2 petites échalotes ; 1 c. à c. de curry ; 1 c. à c. de curcuma ; 4 beaux poireaux ; sel, poivre ; beurre.

- Coupez les poireaux en julienne en ne conservant que le blanc et la moitié du vert. Rincez-les largement sous l'eau pour retirer tout le sable.
- Faites chauffer 50 cl d'eau dans une casserole avec le cube de bouillon et les poireaux. Laissez réduire sur feu doux pendant environ 10 minutes.
- Préchauffez le four th. 6-7 (190 °C).
- Égouttez les poireaux (en conservant le bouillon) et passez-les au mixeur pour en faire une purée. Salez, poivrez et gardez au chaud.
- Épluchez et hachez les échalotes. Ajoutez-les au bouillon avec le curry, le curcuma et la crème. Portez à ébullition en fouettant avec une fourchette. Passez la sauce au chinois (passoire très fine) et gardez-la au chaud.
- Placez les filets de poisson dans un plat à four beurré, salez et poivrez. Enfournez pour 16 à 20 minutes.

→

- Disposez la fondue de poireaux au centre de l'assiette, surmontée de l'escalope de bar et arrosez d'un filet de sauce et de quelques gouttes de citron.

☆ Le conseil magique

Le bar peut être remplacé par des filets de dorade, pour un résultat bien moins onéreux.

Cari de poisson créole

Confort digestif

Pour 4 personnes
Préparation : 20 minutes
Cuisson : 20 minutes

Ingrédients : 800 g de queue de lotte ; 3 gousses d'ail ; 1 boîte de tomates concassées (400 g) ; 2 oignons ; 1 morceau de racine de gingembre (environ 5 cm) ; 1 c. à c. de curcuma ; 1 pincée de piment de Cayenne ; 1 c. à s. d'huile d'olive ; ½ bouquet de persil ; sel, poivre.

- Retirez la peau et coupez la queue de lotte en gros morceaux.
- Pelez l'ail, les oignons et le gingembre.
- Dans un mortier, écrasez l'ail avec un peu de poivre et de piment. Hachez les oignons, coupez le gingembre en fines lamelles.
- Dans une marmite, faites chauffer l'huile, incorporez les oignons et l'ail, remuez sur feu doux pendant 1 minute.
- Ajoutez les tomates concassées, le curcuma et poursuivez la cuisson pendant 5 minutes.
- Puis incorporez les morceaux de poisson en mélangeant avec une cuillère en bois. Couvrez et laissez cuire encore 5 minutes.
- Ajoutez le gingembre en lamelles et versez 2 grands verres d'eau. Terminez la cuisson à feu très doux pendant 10 minutes.

→

- Parsemez de persil finement ciselé et servez chaud, accompagné d'un riz blanc.

☆ Le conseil magique

Le cari de poisson peut se réaliser avec tous les poissons se tenant à la cuisson : mérou, saint-pierre, turbot, saumon… À vous de choisir en fonction des arrivages chez votre poissonnier.

Crevettes Siam

Coupe-faim

Pour 4 personnes
Préparation : 15 minutes
Cuisson : 5 minutes

Ingrédients : 20 grosses crevettes ; 1 orange à jus ; 4 cl de vin blanc ; 50 g de beurre ; 1 racine de gingembre de 2 cm.

Pour le curry : 1 oignon ; 1 gousse d'ail ; 2 petits piments frais ; 1 c. à c. de curcuma ; 1 c. à c. de curry ; ½ citron vert bio ; 1 bouquet de coriandre ; 1 c. à s. d'huile de colza ; sel, poivre.

- Lavez le demi-citron et prélevez le zeste. Coupez-le en fins bâtonnets.
- Rincez les brins de coriandre sous l'eau fraîche puis effeuillez-les.
- Pelez l'ail et l'oignon.
- Dans le bol du mixeur, mettez les feuilles de coriandre, l'oignon, l'ail et le zeste de citron. Ajoutez les épices, l'huile, salez, poivrez et mixez jusqu'à obtention d'une pâte.
- Épluchez le gingembre et râpez-le.
- Dans un wok (ou dans une casserole à large bord), faites chauffer une noix de beurre, ajoutez la pâte de curry, le vin blanc, le jus de l'orange et le gingembre. Portez à ébullition pendant 2 minutes.
- Hors du feu, incorporez le beurre restant en fouettant avec une fourchette, gardez au chaud.

→

- Décortiquez les crevettes en laissant l'extrémité de la queue. Faites-les cuire 2 minutes au cuit-vapeur (plus si elles sont surgelées).
- Servez chaud accompagné d'un riz blanc et du curry dans une saucière.

☆ Le conseil magique

Ce plat peut également se préparer avec des gambas.

BROCHETTES DE CABILLAUD AU CURCUMA

Détox

Pour 4 personnes
Préparation : 15 minutes
Cuisson : 10 minutes
Marinage : 30 minutes à 1 heure

Ingrédients : 400 g de cabillaud (en pavés) ; 20 cl de lait de coco ; 1 c. à c. de curcuma ; 1 c. à c. de cumin ; 1 c. à c. de cannelle en poudre ; 2 gousses d'ail ; 1 citron non traité ; ½ bouquet de coriandre.

- Pelez les gousses d'ail et écrasez-les avec le fond d'un verre (ou un pilon).
- Lavez le citron, râpez le zeste et pressez le jus.
- Découpez les pavés de cabillaud en cube de 3 cm environ.
- Dans un plat creux, mélangez le lait de coco, le curcuma, le cumin, la cannelle, l'ail, le jus du citron et le zeste. Incorporez les cubes de poisson et laissez mariner au frais 30 minutes à 1 heure.
- Préchauffez votre four en position gril. Égouttez les morceaux de cabillaud et piquez-en 3 ou 4 sur chaque brochette.
- Mettez les brochettes à griller dans un plat sous le gril du four (10 minutes), en les retournant plusieurs fois et en les arrosant avec un peu de marinade.

→

- Réchauffez le reste de la marinade et servez chaud avec la coriandre fraîchement ciselée.

☆ Le conseil magique

Accompagnez de riz blanc, de semoule ou de quinoa nature.

Nouilles chinoises aux crevettes

Confort digestif

Pour 4 personnes
Préparation : 10 minutes
Cuisson : 15 minutes

Ingrédients : 1 paquet de nouilles chinoise (250 g) ; 1 petite courgette ; 1 carotte ; 200 g de crevettes crues décortiquées ; 1 oignon ; 1 c. à c. de curcuma ; 1 c. à c. de curry doux ; 1 c. à s. d'huile de colza ; graines de sésame ; sauce soja.

- Lavez et épluchez la courgette et la carotte. Pelez l'oignon. Émincez le tout finement.
- Chauffez un peu d'huile dans une poêle à large bord (ou un wok). Ajoutez-y l'oignon, faites-le blondir puis incorporez les légumes, les épices et 3 c. à s. d'eau. Laissez cuire 15 minutes sur feu moyen en remuant.
- Lorsque les légumes sont tendres, émiettez le paquet de nouilles dans la poêle et ajoutez ½ de verre d'eau. Montez le feu jusqu'à petite ébullition.
- Quand les nouilles sont cuites (environ 2 minutes), ajoutez vos crevettes crues en remuant avec une cuillère en bois. Dès qu'elles sont roses, c'est cuit !
- Servez chaud avec un filet de sauce soja et saupoudré de graines de sésame.

PAVÉ DE SAUMON AU CURCUMA

Protection cardiaque

Pour 4 personnes
Préparation : 20 minutes
Cuisson : 25 minutes

Ingrédients : 4 pavés de saumon ; 1 oignon ; 2 gousses d'ail ; 1 c. à c. de curcuma ; 10 cl de lait de coco ; 10 cl de fumet de poisson ; 2 brins de coriandre fraîche ; 2 c. à c. d'huile d'olive ; sel, poivre.

- Préparez le fumet de poisson selon les indications de la boîte. Lavez et hachez finement la coriandre.
- Épluchez et hachez l'oignon et les gousses d'ail. Faites-les revenir sur feu doux 3 minutes dans une casserole avec l'huile d'olive. Ajoutez le curcuma, remuez pendant 30 secondes avec une cuillère en bois, puis versez le lait de coco et le fumet de poisson dans la casserole.
- Salez, poivrez, laissez cuire 15 minutes sur feu moyen, puis mixez la sauce.
- Remettez la sauce sur feu très doux, ajoutez la coriandre. Dans une poêle antiadhésive, faites cuire les pavés de saumon 3 à 4 minutes de chaque côté avec un peu d'huile d'olive.
- Posez les pavés de poisson sur les assiettes et arrosez de sauce au curcuma.

☆ Le conseil magique

Servez accompagné de boulgour ou de quinoa.

QUEUE DE LOTTE À L'ORANGE

Coupe-faim, antistress

Pour 4 personnes
Préparation : 20 minutes
Cuisson : 1 heure

Ingrédients : 1 queue de lotte de 800 g ; 3 oranges (bio ou non traitées) ; 100 g de petits pois surgelés ; 20 g de sucre ; 20 g de beurre ; 1 pincée de curcuma ; sel, poivre.

- Faites cuire les petits pois dans l'eau bouillante salée pendant 20 minutes. Égouttez-les.
- Lavez les oranges, prélevez les zestes des trois fruits et pressez leur jus. Émincez finement les zestes.
- Retirez la peau de la queue de lotte. Détachez les filets de l'arête centrale à l'aide d'un couteau bien affûté et détaillez-les en gros morceaux.
- Versez le sucre dans une casserole avec le curcuma. Ajoutez 5 cl d'eau et les zestes râpés. Portez à ébullition et laissez cuire 15 minutes à petits bouillons. Puis retirez la casserole du feu.
- Pendant ce temps, portez à ébullition le jus d'orange dans une cocotte. Salez légèrement et poivrez. Plongez-y la lotte et faites-la cuire à feu moyen 15 minutes. Retirez les morceaux de poisson à l'aide d'une écumoire, posez-les dans un plat.
- Continuez de faire chauffer à petit bouillon le jus d'orange et laissez-le réduire de moitié. Ajoutez les

→

petits pois et le sirop avec les zestes confits, le beurre et remettez les morceaux de lotte. Laissez mijoter à feu doux pendant 2 minutes.

- Répartissez dans les assiettes et servez aussitôt.

☆ Le conseil magique

Accompagnez ce poisson de tagliatelles fraîches.

Vous pouvez remplacer la lotte par des darnes de cabillaud.

RISOTTO DE GAMBAS

Protéiné, bonne humeur

Pour 4 personnes
Préparation : 20 minutes
Cuisson : 40 minutes

Ingrédients : 12 gambas de taille moyenne (ou grosses crevettes) ; 300 g de riz arborio ; 1 cube de bouillon de volaille bio ; 1 oignon ; 20 cl de vin blanc sec ; 35 g de beurre ; 40 g de parmesan râpé ; 2 c. à c. de curcuma ; 10 belles feuilles de basilic ; 2 c. à c. d'huile d'olive ; sel, poivre.

- Décortiquez les gambas en laissant le dernier anneau et la queue. Puis ôtez la veine centrale à l'aide d'un couteau pointu.
- Épluchez et émincez l'oignon.
- Préparez le bouillon de volaille en faisant fondre le cube dans 1 litre d'eau.
- Dans une casserole à fond épais, faites blondir l'oignon avec un peu d'huile, puis incorporez le riz en remuant avec une cuillère en bois jusqu'à ce qu'il soit translucide. Salez, poivrez, ajoutez le curcuma et le vin blanc en remuant. Puis laissez le liquide s'évaporer sur feu moyen.
- Commencez alors à verser le bouillon louche par louche en remuant régulièrement.
- Lavez et ciselez les feuilles de basilic.
- Dans une poêle, faites revenir les gambas dans un filet d'huile d'olive (environ 1 minute).

→

- Au bout de 35 minutes de cuisson, le risotto est presque prêt, il reste encore un peu de liquide. Ajoutez alors le beurre coupé en morceaux, le parmesan et les gambas.
- Servez chaud saupoudré de basilic ciselé et d'un tour de poivrier.

✯ Le conseil magique

Si vous utilisez des gambas ou des crevettes surgelées, faites-les décongeler la veille au réfrigérateur pour faciliter le décorticage.

RAVIOLES DE CREVETTES

Extra-light

Pour 8 ravioles
Préparation : 20 minutes
Cuisson : 25 minutes

Ingrédients : 16 feuilles won-ton ; 8 grosses crevettes décortiquées ; 1 petit blanc de poireau ; 8 petites pincées de paprika ; 8 petites pincées de curcuma ; 8 pincées de coriandre surgelée ; 1 c. à s. de jus de citron vert ; 1 c. à s. de vinaigre de riz ; 2 c. à s. de sauce nuoc-mam ; 1 c. à s. de sucre en poudre ; sel, poivre.

- Lavez soigneusement et émincez le poireau en rondelles (½ cm). Faites-le cuire dans le panier du cuit-vapeur pendant 10 minutes, égouttez.
- Sortez les deux paniers du cuit-vapeur. Placez une feuille de papier sulfurisé au fond de chacun d'eux. Percez les papiers de petits trous avec une aiguille ou un couteau fin.
- Déposez 4 carrés de pâte won-ton dans chaque panier. Salez et saupoudrez de paprika. Puis placez une crevette, une rondelle de poireau, une pincée de curcuma et une pincée de coriandre au centre des won-ton.
- Avec le doigt ou un pinceau, humidifiez légèrement le tour de chaque carré puis collez un autre won-ton par-dessus pour fermer le ravioli. Remettez les deux paniers dans le cuit-vapeur et faites cuire les won-ton pendant 15 minutes.

→

- Dans un bol, Mélangez le jus de citron vert, le vinaigre, la sauce nuoc-mâm et le sucre en poudre. Servez cette préparation en accompagnement des raviolis.

☆ Le conseil magique

Les wonton, ou won-ton, sont des carrés de pâte préparée à partir de farine de blé. Ils sont utilisés dans la cuisine asiatique pour confectionner de délicieux raviolis farcis que l'on consomme frits, cuits à la vapeur ou plongés dans un bouillon parfumé. Achetez-les au rayon frais de toutes les épiceries asiatiques, sous le nom de « feuilles à raviolis », « feuilles à wonton » ou encore « won-ton ».

CURRY DE POISSON INDIEN

Pour 4 personnes
Préparation : 20 minutes
Cuisson : 35 minutes

Ingrédients : 600 g de lotte ou de cabillaud coupé en cubes ; 1 citron vert ; 2 c. à c. de graines de coriandre ; 1 c. à c. de cumin en poudre ; 1 c. à c. de curcuma en poudre ; 1 pincée de piment ; 1 morceau de gingembre de 2 cm de long ; 2 gousses d'ail ; 3 c. à s. de coriandre surgelée ; 1 gros oignon ; 20 cl de crème de coco ; 1 petite boîte de tomates concassées (200 g) ; 1 c. à s. d'huile d'olive ; sel.

- Faites griller les graines de coriandre et le cumin quelques minutes dans une poêle antiadhésive, sans matière grasse (elles doivent commencer à foncer et dégager leur parfum). Avec un moulin à épices ou un pilon, réduisez le mélange en poudre.
- Pelez la racine de gingembre et râpez-la finement.
- Épluchez les gousses d'ail et écrasez-les.
- Pelez l'oignon et émincez-le.
- Dans le bol d'un mixeur, mettez le gingembre, l'ail, les épices grillées, le curcuma, le piment et la crème de coco, mixez le tout.
- Dans une poêle, faites blondir l'oignon dans un filet d'huile d'olive, versez la préparation de crème de coco épicée et 20 cl d'eau. Laissez mijoter 10 minutes à feu doux (sans couvrir) jusqu'à ce que la préparation prenne un aspect huileux et dégage un parfum prononcé.

→

- Ajoutez les tomates concassées, les cubes de poisson et portez doucement à ébullition. Poursuivez la cuisson 15 à 20 minutes en remuant souvent.
- Lorsque le poisson est cuit, salez et parsemez de coriandre ciselée.
- Servez directement dans la poêle, garnie des quartiers de citron vert.

✯ Le conseil magique

Pour cette recette aux saveurs de piment et de garam massala, choisissez des filets de poisson à chair ferme : cabillaud, sandre, perche, brochet... Pour obtenir un plat plus ou moins piquant, adaptez la quantité de piment rouge à votre goût. Prévoyez une bonne quantité de riz à la vapeur pour accompagner.

NOIX DE SAINT-JACQUES À LA CRÈME DE CURCUMA

Protection cardiaque

Pour 4 personnes
Préparation : 20 minutes
Cuisson : 15 minutes

Ingrédients : 16 grosses noix de Saint-Jacques (sans coquille) ; 15 cl de lait de coco ; ½ c. à c. de curcuma ; 2 graines de cardamome ; ½ citron vert ; 1 pincée de gingembre en poudre ; piment d'Espelette ; 1 c. à s. d'huile d'olive ; sel, poivre.

- Pressez le citron vert. Rincez les noix de Saint-Jacques sous l'eau froide et essuyez-les avec un torchon.
- Faites chauffer l'huile dans une sauteuse antiadhésive et poêlez les Saint-Jacques 2 minutes de chaque côté. Salez, poivrez, saupoudrez d'un peu de piment d'Espelette.
- Dans une casserole, faites chauffer tout doucement le lait de coco, le jus de citron, le curcuma, les graines de cardamome et le gingembre, pendant environ 5 minutes. Salez, poivrez. Enlevez les graines de cardamome et continuez à chauffer le lait épicé en le fouettant à la fourchette.
- Dès que le mélange mousse, versez-le sur les noix de Saint-Jacques, couvrez et laissez infuser hors du feu 2 à 3 minutes. Servez chaud avec du riz basmati.

→

☆ Le conseil magique

Pour un repas moins cher, il est possible de remplacer les noix de Saint-Jacques par des pétoncles ou de grosses crevettes (fraîches ou décongelées) décortiquées.

FILETS DE PERCHE AUX POIREAUX

Diurétique

Pour 4 personnes
Préparation : 10 minutes
Cuisson : 20 minutes

Ingrédients : 2 filets de perche ; 2 beaux poireaux ; ½ c. à c. de curcuma ; 1 pincée de curry ; 20 g de beurre ; citron ; sel, poivre.

- Lavez, coupez les poireaux en quatre dans le sens de la longueur et émincez-les finement.
- Faites fondre le beurre dans un faitout, ajoutez les poireaux, le curcuma et laissez mijoter 5 minutes à feu très doux et à couvert. Mélangez régulièrement.
- Coupez les filets de perche en deux. Salez, poivrez et ajoutez le curry.
- Déposez les filets de poisson sur les poireaux avec ½ verre d'eau. Laissez cuire à feu doux et à couvert environ 15 minutes en ajoutant de l'eau si nécessaire.
- Servez chaud avec un filet de jus de citron et accompagné de pommes vapeur.

☆ Le conseil magique

Variante de ce plat : faites cuire les poireaux séparément avec 20 g de beurre et 3 c. à s. de crème fraîche épaisse, puis passez-les au mixeur. Servez avec les filets de perche et pommes de terre cuits vapeur.

CARPACCIO DE COURGETTES ET TRUITE FUMÉE

Confort digestif

Pour 4 personnes
Préparation : 15 minutes
Pas de cuisson

Ingrédients : 4 petites courgettes ; 250 g de champignons de Paris ; 1 citron ; 4 tranches de truite fumée ; 6 c. à s. d'huile d'olive ; 2 c. à s. de vinaigre balsamique ; 1 échalote ; 1 belle pincée de curcuma ; sel, poivre.

- Pelez et hachez l'échalote.
- Préparez la vinaigrette dans un bol en mélangeant le vinaigre avec le sel, le poivre et le curcuma, puis ajoutez l'huile et l'échalote.
- Lavez et séchez les courgettes. Émincez-les finement, à l'aide d'une mandoline ou d'un grand couteau bien aiguisé. Les tranches doivent être très minces.
- Épluchez et émincez les champignons de Paris en lamelles. Arrosez-les du jus du citron.
- Détaillez les tranches de truite en lanières.
- Déposez sur chaque assiette, des tranches de courgettes et de champignons en formant un cercle. Parsemez de lanières de truite.
- Servez le carpaccio immédiatement en l'assaisonnant avec la vinaigrette.

FILETS DE SARDINES À L'INDIENNE

Bons pour le cerveau et le cœur

Pour 4 personnes
Préparation : 20 minutes
Cuisson : 35 minutes
Marinage : 15 minutes

Ingrédients : 16 sardines en filets ; 1 c. à c. de curcuma ; 1 c. à c. de cumin ; 1 c. à c. de curry ; 3 oignons ; 3 c. à s. de coriandre ciselée ; 1 citron vert ; 1 c. à s. d'huile d'olive ; sel, poivre.

- Demandez à votre poissonnier de lever l'arête centrale des sardines en ouvrant les filets (la sardine doit tenir encore par la partie centrale).
- Saupoudrez de sel et de curcuma les poissons et laissez-les mariner 15 minutes.
- Préchauffez votre four th. 6 (180 °C).
- Pelez et émincez les oignons.
- Dans une poêle antiadhésive, faites chauffer l'huile d'olive, ajoutez le cumin, le curry et les oignons. Poivrez. Faites revenir quelques minutes.
- Retirez du feu et laissez refroidir. Ajoutez les feuilles de coriandre et le jus du citron. Mélangez.
- Fourrez l'intérieur de chaque sardine avec 1 c. à s. d'oignons épicés. Refermez les deux filets l'un sur l'autre et déposez les sardines dans un plat allant au four.
- Enfournez pour 10 minutes.
- Servez tiède avec une salade verte.

→

☆ Le conseil magique

La plupart des poissonniers proposent aujourd'hui les filets de sardines déjà préparés sur leurs étals. C'est un poisson bon marché, bourré d'oméga 3 et, petit plus, lorsqu'il est en filets il n'a pas d'odeur !

Cassolettes de la mer express

Protéinées, antistress

Pour 4 personnes
Préparation : 20 minutes
Cuisson : 25 minutes

Ingrédients : 1 filet de poisson blanc surgelé (cabillaud, lieu...) ; 1 pavé de saumon surgelé ; 250 g de moules décortiquées surgelées ; 2 c. à c. de curcuma ; 25 cl de crème légère ; 3 échalotes ; 3 carottes ; 1 petite courgette ; 1 c. à s. d'huile d'olive ; sel, poivre.

- Faites cuire les poissons au micro-ondes le temps indiqué sur le paquet. Retirez la peau et détachez la chair en morceaux. Faites décongeler les fruits de mer. Pelez et émincez les échalotes.
- Épluchez, lavez et coupez les carottes et la courgette en julienne (petits bâtonnets d'environ 1 cm).
- Dans une sauteuse, faites revenir les échalotes dans un filet d'huile d'olive jusqu'à ce qu'elles soient transparentes. Ajoutez les carottes et la courgette. Salez, poivrez. Couvrez et laissez cuire 10 minutes à feu moyen.
- Incorporez les poissons et les moules dans la sauteuse avec la crème et le curcuma. Mélangez soigneusement sur feu vif. Versez la préparation dans des cassolettes individuelles, gratinez 5 minutes sous le gril du four.

☆ Le conseil magique

Servez accompagné d'un riz blanc basmati.

Viandes

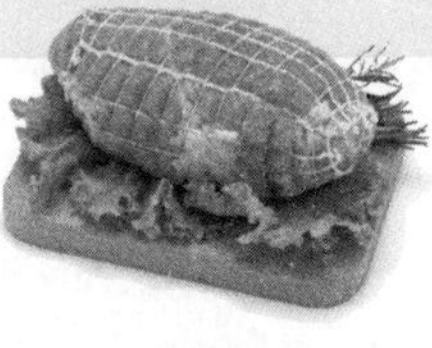

ESCALOPE DE VEAU PANÉE AU CURCUMA

Super coupe-faim

Pour 4 personnes
Préparation : 15 minutes
Cuisson : 10 minutes

Ingrédients : 4 escalopes de noix de veau ; 2 œufs frais ; ½ c. à c. de curry ; ½ c. à c. de paprika ; ½ c. à c. de curcuma ; 6 c. à s. de chapelure fine ; 1 citron ; 1 c. à s. d'huile d'olive ; sel, poivre.

- Dans un saladier, battez les œufs à la fourchette avec les épices, le sel et le poivre.
- Versez la chapelure dans une assiette en la répartissant sur toute la surface.
- Passez les escalopes dans les œufs battus en omelette avec les épices, puis panez-les sur les deux faces avec la chapelure.
- Faites chauffer l'huile dans une poêle et mettez à cuire les escalopes sur feu moyen (environ 5 minutes par face).
- Servez chaud accompagné de légumes verts et d'un filet de citron.

☆ Le conseil magique

Une façon agréable de réveiller un classique un peu morne.

BŒUF EN CURRY ÉPICÉ

Antifatigue, immunité

Pour 4 personnes
Préparation : 15 minutes
Cuisson : 1 h 40

Ingrédients : 800 g de bœuf (gîte, paleron ou macreuse) ; 2 oignons ; 2 gousses d'ail ; 1 piment vert ; 3 cm de gingembre ; ½ c. à c. de piment en poudre ; 1 c. à c. de curcuma ; 1 c. à c. de cumin en poudre ; 1 c. à c. de cannelle en poudre ; 2 clous de girofle ; 30 cl de lait de coco ; 10 cl de vinaigre doux ; 1 c. à s. d'huile d'olive ; sel, poivre.

- Pelez les oignons et coupez-les en rondelles.
- Épluchez les gousses d'ail, retirez le germe central et hachez-les.
- Coupez le bœuf en cubes de 2 cm environ.
- Lavez et émincez le piment.
- Épluchez la racine de gingembre et râpez-la.
- Dans une cocotte à fond épais, faites revenir les oignons avec l'huile puis l'ail, le piment et le gingembre.
- Ajoutez les cubes de bœuf, les épices et laissez dorer 5 minutes en remuant.
- Versez le lait de coco et ajoutez un peu d'eau de façon à ce que la viande soit juste recouverte de liquide. Salez, poivrez, mettez les clous de girofle et amenez à ébullition. Puis baissez le feu, couvrez et laissez mijoter 1 heure.

→

- Arrosez le ragoût avec le vinaigre, mélangez et prolongez la cuisson de 30 minutes. La viande doit être très tendre et la sauce crémeuse.
- Servez chaud avec du riz pilaf.

☆ Le conseil magique

Attention, ce plat est très épicé. Pour une saveur plus douce, divisez les quantités d'épices par deux, le résultat sera tout aussi savoureux.

CARI DE BŒUF AUX ÉPICES

Coupe-faim longue durée, bonne humeur

Pour 4 personnes
Préparation : 15 minutes
Cuisson : 1 h 15

Ingrédients : 800 g de bœuf (gîte, paleron ou macreuse) ; ½ c. à c. de curcuma ; 1 morceau de gingembre de 1 cm ; 4 tomates (ou 400 g de tomates concassées en boîte) ; 2 gousses d'ail ; 2 oignons ; 1 branche de thym ; ½ bouquet de persil ; 1 c. à s. d'huile d'olive ; sel, poivre.

- Pelez les oignons et émincez-les. Épluchez les gousses d'ail et le gingembre.
- Coupez le bœuf en cubes de 2 cm environ.
- Lavez les tomates, tranchez-les, retirez la pulpe et hachez la chair.
- À l'aide d'un pilon, écrasez l'ail, le gingembre, le sel et le poivre.
- Dans une marmite à fond épais, chauffez un filet d'huile et faites revenir la viande avec les oignons, sans les laisser brunir. Incorporez les épices pilées, le curcuma, le thym et les tomates. Laissez cuire 10 minutes à feu moyen. Mouillez avec un verre d'eau, baissez le feu et couvrez. Laissez mijoter environ 1 heure.
- Lavez et hachez le persil. Parsemez-en le plat avant de servir bien chaud.

☆ Le conseil magique

Accompagnez de riz pilaf ou de pommes de terre vapeur.

POULE AU POT

Un classique revisité... et antioxydant !

Pour 4 personnes
Préparation : 10 minutes
Cuisson : 1 h 10

Ingrédients : 1 poule fermière de 1 kg ; 2 oignons ; 3 blancs de poireaux ; 3 carottes ; 3 navets ; 1 bouquet garni (thym et laurier) ; 1 pincée de curcuma ; 4 clous de girofle ; gros sel, poivre.

- Remplissez une cocotte d'eau froide. Mettez-y la poule (elle doit être recouverte d'eau), portez à ébullition et écumez. Ajouter le bouquet garni, du gros sel et poivrez. Laissez cuire à petits bouillons 40 minutes.
- Pendant ce temps, épluchez et coupez en cubes les carottes et les navets.
- Lavez les blancs de poireaux et détaillez-les en tronçons.
- Pelez les oignons et piquez-les des clous de girofle.
- Ajoutez les légumes et les oignons dans la cocotte avec le curcuma, puis poursuivez la cuisson 20 à 30 minutes environ, à petits bouillons.
- Servez la poule avec tous ses légumes, accompagnée de moutarde à l'ancienne, cornichons et gros sel.

☆ Le conseil magique

Servez le bouillon de cuisson en entrée avec des vermicelles. C'est délicieux !

NOUILLES CHINOISES AU BŒUF

Bonne humeur

Pour 4 personnes
Préparation : 15 minutes
Cuisson : 10 minutes

Ingrédients : 300 g de fines nouilles de blé chinoises ; 200 g de filet de bœuf (ou rumsteck) ; 100 g de haricots verts extrafins ; 1 c. à s. de sauce soja ; 1 gousse d'ail ; 1 petit morceau de racine de gingembre ; 1 c. à c. de sucre en poudre ; 1 c. à c. de curcuma ; 1 c. à s. d'huile de sésame ; 2 c. à s. d'huile d'arachide ; quelques feuilles de coriandre fraîche ; sel, poivre.

- Coupez le bœuf en très fines lamelles. Saupoudrez de curcuma, de sel et de poivre.
- Pelez et émincez la gousse d'ail et le gingembre.
- Coupez les haricots verts en petits bâtonnets.
- Faites bouillir de l'eau légèrement salée dans une casserole, versez les nouilles et laissez-les cuire le temps indiqué sur le paquet. Égouttez-les et mettez-les dans un saladier avec l'huile de sésame pour qu'elles ne collent pas.
- Dans un wok (ou une poêle à large bord), chauffez à feu très vif l'huile d'arachide et faites sauter les lamelles de bœuf (environ 2 minutes) en veillant à ce qu'elles ne collent pas. Retirez-les du feu et mettez-les dans une assiette.

→

- Essuyez le wok, puis remettez-le sur le feu avec 1 c. à s. d'huile d'arachide. Dès que l'huile est chaude, faites sauter l'ail et le gingembre à feu très vif pendant 30 secondes, puis ajoutez les haricots verts, ½ verre d'eau, le sucre et la sauce soja. Laissez mijoter à feu moyen pendant 2 à 3 minutes environ, le temps que les légumes soient juste cuits (ils doivent rester fermes).
- Incorporez alors les pâtes et les lamelles de bœuf. Mélangez soigneusement tout en poursuivant la cuisson 1 minute environ.
- Servez chaud parsemé de coriandre.

☆ Le conseil magique

Ce plat est très simple à réaliser à condition de préparer les ingrédients à portée de main. Les temps de cuisson sont en effet très courts.

RÔTI DE VEAU AUX PRUNEAUX

Bon pour le transit intestinal

Pour 4 personnes
Préparation : 25 minutes
Cuisson : 50 minutes

Ingrédients : 800 g de noix de veau en rôti ; 2 oignons ; 2 carottes ; 1 feuille de laurier ; 300 g de pruneaux dénoyautés ; 50 g d'amandes effilées ; 1 pincée de curcuma ; 1 c. à s. de sucre brun ; ½ cube de bouillon de bœuf bio ; 1 c. à s. d'huile d'olive ; sel, poivre.

- Pelez et émincez les oignons.
- Épluchez, lavez et coupez les carottes en rondelles fines.
- Diluez le cube de bouillon dans 50 cl d'eau chaude.
- Dans une cocotte à fond épais, versez l'huile et faites revenir 2 à 3 minutes le rôti en le tournant sur toutes les faces. Retirez-le du feu et posez-le sur un plat.
- Versez les oignons dans la cocotte, laissez les blondir 2 à 3 minutes sur feu moyen puis ajoutez les carottes avec le sucre. Prolongez la cuisson quelques minutes en remuant avec une cuillère en bois (les carottes vont un peu caraméliser).
- Remettez le rôti dans la cocotte avec la feuille de laurier et le curcuma. Salez, poivrez et versez le bouillon. Laissez mijoter 30 minutes à couvert et à feu doux.
- Rincez les pruneaux, ajoutez-les dans la marmite et prolongez la cuisson 10 minutes. La viande doit être très moelleuse.

→

- Pendant ce temps, faites griller les amandes rapidement dans une poêle antiadhésive.
- Servez le rôti découpé et nappé de sa sauce, accompagné des carottes et des pruneaux saupoudrés d'amandes.

☆ Le conseil magique

Voilà un plat savoureux et parfait pour réguler un transit un peu paresseux.

BLANQUETTE DE VEAU AUX ÉPICES

Réconfortante

Pour 4 personnes
Préparation : 25 minutes
Cuisson : 1 heure

Ingrédients : 1 kg de sauté ou d'épaule de veau ; 3 carottes ; 3 blancs de poireaux ; 2 c. à s. de farine ; 50 g de beurre ; 1 cube de bouillon de légumes bio ; 1 oignon ; 1 gousse d'ail, 1 jaune d'œuf ; 20 cl de crème ; 2 clous de girofle ; 1 feuille de laurier ; 1 c. à c. de curcuma ; sel, poivre.

- Pelez l'ail et l'oignon.
- Épluchez, lavez et coupez les carottes en rondelles.
- Lavez et coupez les poireaux en tronçons de 2 cm environ.
- Coupez le veau en cubes de 3 à 4 cm.
- Disposez les morceaux de viande dans une casserole d'eau froide et portez à ébullition pendant 1 minute pour pocher la viande et la débarrasser de ses impuretés et de son amidon.
- Égouttez-la et placez-la dans une marmite avec les carottes, l'oignon piqué des clous de girofle, l'ail, les poireaux, le laurier, le cube de bouillon et le curcuma. Salez, poivrez, couvrez d'eau et portez à ébullition. Réduisez ensuite le feu et laissez cuire 50 minutes environ en écumant régulièrement.

→

- Quand la viande est cuite, sortez-la à l'aide d'une écumoire et gardez-la au chaud.
- Filtrez le bouillon de cuisson en le passant à travers un chinois ou une passoire.
- Dans une casserole, faites fondre le beurre à feu doux et ajoutez la farine. Mélangez bien jusqu'à ce que le beurre soit absorbé et que la farine se colore légèrement. Versez le bouillon avec une louche en plusieurs fois en mélangeant au fouet, jusqu'aux premiers bouillons. Ajoutez alors la crème et le jaune d'œuf, et fouettez vivement.
- Servez la viande nappée de sauce et accompagnée de ses légumes et de pommes de terre vapeur.'

☆ Le conseil magique

La blanquette est un plat qui plaît à tous et en particulier aux enfants !

TAJINE DE VEAU PETITS POIS ARTICHAUTS

Super-fibres, bon pour la flore intestinale

Pour 4 personnes
Préparation : 20 minutes
Cuisson : 50 minutes

Ingrédients : 4 rouelles de jarret de veau ; 1 c. à s. de curcuma ; 2 gousses d'ail ; 2 oignons ; 8 fonds d'artichauts surgelés ; 100 g de petits pois surgelés ; quelques brins de coriandre fraîche ; 3 c. à s. d'huile d'olive ; sel, poivre.

- Préchauffez le four th. 6 (180 °C).
- Épluchez les gousses d'ail et coupez-les en deux.
- Pelez et émincez les oignons.
- Découpez les fonds d'artichaut encore surgelés en quatre.
- Frottez les rouelles de veau (osso-buco) avec les gousses d'ail puis saupoudrez-les de curcuma. Salez, poivrez.
- Placez les rouelles dans une cocotte avec 1 c. à s. d'huile. Faites-les colorer 2 à 3 minutes.
- Retirez la viande, posez-la sur une assiette et remplacez-la par les oignons émincés. Faites-les blondir quelques minutes.
- Déposez les oignons, la viande et les fonds d'artichauts surgelés dans un plat à tajine. Ajoutez ½ verre d'eau et enfournez pour 40 minutes de cuisson.

→

- Ajoutez les petits pois surgelés et poursuivez la cuisson 5 minutes.
- Lavez et hachez la coriandre.
- Au dernier moment, arrosez d'un filet d'huile d'olive et parsemez de coriandre ciselée.
- Servez très chaud accompagné d'un pain non levé.

☆ Le conseil magique

Le curcuma est un ingrédient classique des tajines marocains. Si ce type de plat vous plaît, vous aurez l'embarras de choix sur les ingrédients et les recettes à réaliser.

FOIE DE VEAU AUX ÉPICES

Bonne humeur, vitaminé

Pour 4 personnes
Préparation : 20 minutes
Cuisson : 8 minutes

Ingrédients : 4 tranches de foie de veau (bio) ; 2 citrons ; 1 c. à c. de curcuma ; 1 c. à c. de cumin en poudre ; 4 brins de persil ; 1 c. à s. d'huile d'olive ; 20 g de beurre ; sel, poivre.

- Pressez les citrons.
- Lavez et ciselez le persil.
- Faites chauffer le beurre et l'huile dans une poêle anti-adhésive sur feu doux, puis mettez-y les tranches de foie et augmentez le feu. Assaisonnez de curcuma, cumin, sel et poivre du moulin. Laissez cuire 2 minutes puis, avec précaution, retournez-les pour 2 minutes supplémentaires de cuisson.
- Déposez les tranches sur les assiettes chaudes.
- Remettez la poêle sur feu moyen et versez le jus des citrons. Grattez le fond de la poêle pour décoller les sucs, et prolongez la cuisson 2 à 3 minutes à petite ébullition.
- Arrosez les foies du jus de citron chaud. Saupoudrez de persil ciselé.
- Servez immédiatement accompagné de semoule ou de quinoa nature.

☆ Le conseil magique

Le foie de veau est un plat particulièrement riche en fer, excellent pour nos défenses immunitaires.

CÔTELETTES D'AGNEAU GRILLÉES AUX ÉPICES

Réconfortantes, nourrissantes

Pour 4 personnes
Préparation : 5 minutes
Cuisson : 6 minutes
Marinage : 2 heures

Ingrédients : 8 côtelettes d'agneau dans le filet ; 1 gousse d'ail ; ½ citron ; 1 c. à c. de cumin ; 1 c. à c. de paprika ; 1 c. à c. de curcuma ; 4 c. à s. d'huile d'olive ; sel, poivre.

- Pressez le citron.
- Épluchez et hachez l'ail.
- Dans un bol, mélangez les épices avec le jus de citron, l'huile et l'ail.
- Mettez la viande dans un plat creux, ajoutez la marinade et mélangez avec vos mains afin de bien enrober chaque côtelette. Salez, poivrez. Couvrez puis laissez mariner au frais pendant 2 heures.
- Faites chauffer une poêle ou, encore mieux, un gril en fonte et faites cuire la viande 3 minutes de chaque côté si vous l'aimez rosée.
- Servez les côtelettes grillées avec de la semoule de couscous.

☆ Le conseil magique

Vous pouvez également réaliser ce plat avec des côtelettes de porc, la cuisson est alors un peu plus longue, environ 6 minutes par face.

BROCHETTES D'AGNEAU AU YAOURT ÉPICÉ

Confort digestif

Pour 4 personnes
Préparation : 10 minutes
Cuisson : 5 à 10 minutes
Marinage : 6 heures

Ingrédients : 800 g d'épaule d'agneau désossée ; 1 yaourt nature ; 1 citron ; 1 pincée de curcuma ; 1 pincée de piment doux ; 1 pincée de quatre-épices ; ½ bouquet de coriandre ; 1 c. à s. d'huile d'olive ; sel, poivre.

- Coupez la viande en cube de 2 cm environ.
- Pressez le citron puis lavez et ciselez la coriandre.
- Dans un saladier, mélangez le yaourt avec le jus de citron, l'huile d'olive et les épices. Salez et poivrez. Ajoutez la moitié de la coriandre ciselée. Puis incorporez l'agneau et laissez-le mariner dans ce mélange au moins 6 heures au frais. Mélangez de temps en temps pour que les morceaux s'imprègnent bien.
- Préchauffez le four en position gril.
- Égouttez la viande et piquez les morceaux d'agneau sur des brochettes. Faites-les cuire 5 à 10 minutes en les retournant pour faire griller toutes les faces.
- Servez chaud accompagné d'un riz pilaf.

☆ Le conseil magique

À condition d'être bien dégraissée, la viande d'agneau n'est pas plus calorique que le bœuf.

Brochettes de poulet aux courgettes

Bonne humeur, bonnes pour le cerveau

Pour 4 personnes
Préparation : 20 minutes
Cuisson : 10 minutes

Ingrédients : 2 blancs de poulet fermier ; 1 courgette ; 1 c. à s. de miel liquide ; 1 c. à c. de curcuma ; 2 c. à s. d'huile d'olive ; sel, poivre.

- Lavez et taillez la courgette en fines lanières.
- Coupez les blancs de poulet en petits cubes.
- Chauffez l'huile d'olive dans une poêle et faites-y revenir les lanières de courgettes (2 à 3 minutes). Retirez-les du feu et égouttez-les sur du papier absorbant.
- Dans la même poêle, faites dorer le poulet. Salez, poivrez puis ajoutez le miel et le curcuma, laissez caraméliser 3 à 4 minutes.
- Retirez du feu et laissez refroidir.
- Montez les brochettes en intercalant poulet et courgette.
- Au moment de servir, réchauffez 1 à 2 minutes sous le gril du four.
- Servez chaud accompagné d'un riz basmati ou thaï.

☆ Le conseil magique

Encore plus savoureux en saupoudrant les brochettes de graines de sésame avant de les passer sous le gril.

CURRY D'AGNEAU

Superprotéiné

Pour 4 personnes
Préparation : 25 minutes
Cuisson : 45 minutes

Ingrédients : 750 g d'épaule d'agneau désossée ; 2 oignons ; 1 gousse d'ail ; 1 yaourt nature ; quelques brins de coriandre ; 30 g de noix de cajou non salées ; 1 petit piment rouge ; 1 morceau de racine de gingembre de 3 cm ; ½ c. à c. de cannelle en poudre ; 3 clous de girofle ; 1 c. à c. de cumin ; ½ c. à c. de curcuma ; 2 c. à s. d'huile d'olive ; sel, poivre.

- Détaillez l'épaule d'agneau en cubes de 3 cm environ.
- Épluchez et hachez l'ail. Pelez et émincez les oignons.
- Lavez et coupez le piment en tronçons.
- Pelez le gingembre et râpez-le grossièrement.
- Écrasez les noix de cajou et les clous de girofle avec un pilon ou un hachoir.
- Mettez les noix de cajou, les clous de girofle, le curcuma, le gingembre, le piment, la cannelle, l'ail et le cumin dans le bol d'un mixeur. Ajoutez 25 cl d'eau, le yaourt et mixez pendant 1 minute.
- Dans une cocotte à fond épais, chauffez 1 c. à s. d'huile et faites-y dorer les cubes de viande. Retirez-les du feu et posez-les sur une assiette.
- Jetez le jus de cuisson et chauffez 1 c. à s. d'huile. Faites-y revenir les oignons hachés pendant

→

5 minutes. Salez et poivrez et versez la sauce de yaourt épicé. Poursuivez la cuisson pendant 5 minutes à feu doux.
- Remettez la viande dans la cocotte et remuez soigneusement. Laissez mijoter à feu doux pendant 30 minutes, jusqu'à ce que la viande soit bien tendre.
- Parsemez de coriandre lavée et ciselée avant de servir chaud, accompagné de riz basmati ou de pommes de terre vapeur.

☆ Le conseil magique

Si vous n'avez pas de piment frais, remplacez-le par du piment en poudre, à doser en fonction de votre goût.

TAJINE D'AGNEAU AUX ABRICOTS

5 *saveurs*

Pour 4 personnes
Préparation : 15 minutes
Cuisson : 45 minutes

Ingrédients : 700 g d'épaule d'agneau désossée ; 12 abricots secs dénoyautés ; 4 c à s de raisins secs ; 2 oignons ; 2 gousses d'ail ; ½ cube de bouillon de poulet bio ; 1 c. à c. de gingembre en poudre ; 1 c. à c. de curcuma ; 1 c. à c. de cannelle en poudre ; ½ botte de coriandre fraîche ; 2 c. à s. de miel ; 1 c. à s. d'huile d'olive ; sel, poivre.

- Coupez l'agneau en cubes et placez-les dans un saladier. Assaisonnez la viande avec le curcuma, gingembre et ½ c. à c. de sel.
- Préchauffez le four th. 6 (180 °C).
- Épluchez l'ail et hachez-le.
- Pelez et émincez les oignons.
- Diluez le cube de bouillon dans une tasse d'eau chaude.
- Chauffez l'huile dans une cocotte. Placez-y les cubes d'agneau et faites-les colorer 2 à 3 minutes avec l'ail et l'oignon. Déposez le tout dans un plat à tajine. Ajoutez la tasse de bouillon et enfournez pour 30 minutes.
- Pendant ce temps, faites tremper les abricots et les raisins secs dans un bol d'eau chaude.

→

- Lorsque la viande est tendre, ajoutez les abricots, les raisins secs, le miel, la cannelle. Salez légèrement, poivrez et poursuivez la cuisson 8 à 10 minutes (la sauce doit être légèrement épaissie)
- Servez le tajine au miel aux abricots nappé de la sauce onctueuse et parsemé de coriandre ciselée.

☆ Le conseil magique

L'agneau peut être remplacé par du veau.

FILET MIGNON DE PORC AUX TAGLIATELLES

Coupe-faim

Pour 4 personnes
Préparation : 20 minutes
Cuisson : 15 minutes

Ingrédients : 500 g de filet mignon de porc ; 400 g de tagliatelles fraîches ; 20 g de beurre ; 1 échalote ; 1 c. à c. de curcuma ; 6 abricots secs ; 2 c. à s. d'huile d'olive ; 1 pincée de gros sel ; sel fin, poivre.

- Mettez à bouillir une grande casserole d'eau avec 1 c. à s. d'huile d'olive, une pincée de gros sel et le curcuma.
- Pendant ce temps, coupez le filet mignon en 12 médaillons. Épluchez et émincez l'échalote. Coupez les abricots en petits dés.
- Dans une poêle antiadhésive, faites fondre le beurre avec 1 c. à s. d'huile et l'échalote sans coloration. Déposez les médaillons et laissez dorer 3 minutes de chaque côté. Salez, poivrez puis ajoutez les abricots et 1/3 de verre d'eau. Laissez mijoter à feu très doux pendant 10 minutes.
- Plongez les tagliatelles dans l'eau bouillante le temps indiqué sur l'emballage. Égouttez-les. Vérifiez la cuisson du porc.
- Servez chaud directement dans les assiettes, les médaillons de porc posés sur les tagliatelles et nappés de sauce.

→

✮ Le conseil magique

Le filet mignon de porc n'est pas une viande grasse. Ce plat est donc compatible avec un régime minceur, à condition de ne pas abuser des tagliatelles !

AIGUILLETTES DE CANARD AU SÉSAME

Extra-light

Pour 4 personnes
Préparation : 20 minutes
Cuisson : 5 minutes

Ingrédients : 12 aiguillettes de canard ; 2 gousses d'ail ; 1 morceau de racine de gingembre frais (2 cm) ; 1 c. à c. de curcuma ; 4 c. à s. de sauce soja ; 2 c. à c. de sucre en poudre ; 3 c. à s. d'huile de tournesol ; 1 paquet de graines de sésame ; 1 pincée de piment d'Espelette ; poivre.

- Épluchez et hachez l'ail.
- Pelez et râpez le gingembre.
- Mettez dans une jatte l'ail, le gingembre, le curcuma, la sauce soja, le sucre, l'huile et le piment d'Espelette. Mélangez soigneusement.
- Enfilez les aiguillettes de canard sur des brochettes en bois. Poivrez.
- Versez les graines de sésame sur une assiette (en les répartissant sur toute la surface).
- Trempez les brochettes de canard dans la marinade, puis panez-les sur les deux faces avec le sésame.
- Faites chauffer un filet d'huile dans une poêle anti-adhésive et poêlez-y les brochettes 1 à 2 minutes de chaque côté.
- Servez chaud arrosé d'un filet de sauce soja et accompagné d'une salade verte.

→

☆ Le conseil magique

Prenez des aiguillettes de poulet pour une version encore plus light.

BROCHETTES DE POULET FAÇON TANDOORI

Bonnes pour la flore intestinale, immunité

Pour 4 personnes
Préparation : 20 minutes
Cuisson : 5 minutes
Marinage : 1 heure

Ingrédients : 2 blancs de poulet fermier ; 1 yaourt bulgare nature ; 1 c. à c. de curcuma ; 1 c. à c. de curry doux ; 1 c. à c. de gingembre en poudre ; 1 c. à c. de poivre quatre-épices ; 2 gousses d'ail ; 2 c. à s. d'huile d'olive ; sel.

- Épluchez les gousses d'ail, retirez le germe central et écrasez-les. Coupez les blancs de poulet en morceaux.
- Dans un saladier, versez le yaourt et les épices, ajoutez l'huile et l'ail. Salez et mélangez. Incorporez la viande dans la marinade, mélangez à nouveau et recouvrez d'un film. Laissez mariner au frais au moins 1 heure.
- Égouttez les morceaux de poulet et piquez-les sur des brochettes. Faites-les chauffer dans une poêle antiadhésive sans graisse, 2 à 3 minutes de chaque côté (vous pouvez également les faire cuire sous le gril du four).
- Servez chaud accompagné d'une salade verte et d'un pain nan (disponible au rayon épicerie fine de votre supermarché).

☆ Le conseil magique

Remplacez le poulet par de la dinde.

AGNEAU EN YAKITORI

Bonne humeur, digestion facile

Pour 4 personnes
Préparation : 10 minutes
Cuisson : 10 minutes

Ingrédients : 400 g de selle d'agneau ; 4 c. à s. de sauce soja ; 2 c. à s. de miel ; ½ verre de vin doux (muscat) ; 1 belle pincée de curcuma ; sel, poivre.

- Coupez la viande en cubes de 2 cm par 1 cm d'épaisseur environ.
- Préparez les brochettes en enfilant les cubes de viande sur de petites piques en bois.
- Mélangez la sauce soja, le miel, le vin et le curcuma dans une casserole. Portez à ébullition et faites réduire jusqu'à environ 2/3 du liquide de départ (la sauce doit être sirupeuse).
- Salez et poivrez les brochettes, enduisez-les de sauce. Placez-les sur un barbecue ou un gril et badigeonnez-les 2 ou 3 fois en cours de cuisson, en les retournant (environ 3 à 4 minutes).
- Quand les brochettes sont cuites, servez-les avec du riz blanc.

☆ Le conseil magique

Vous pouvez également réaliser ce plat avec des escalopes de poulet.

CURRY DE POULET

Top oligo-éléments

Pour 4 personnes
Préparation : 20 minutes
Cuisson : 45 minutes

Ingrédients : 4 morceaux de poulet fermier (blancs ou cuisses) ; 50 g de pistaches décortiquées non salées ; 20 cl de crème fraîche ; 1 yaourt nature ; 4 oignons ; 2 gousses d'ail ; 2 c. à s. de gingembre en poudre ; 1 c. à c. de curcuma ; 1 c. à s. de curry ; 1 c. à c. de poivre blanc moulu ; 1 c. à c. de cannelle en poudre ; 2 piments verts ; 1 boîte de tomates concassées (200 g) ; 40 cl de lait de coco ; 5 graines de cardamome verte ; ½ bouquet de coriandre fraîche ; 1 c. à s. d'huile d'olive ; sel, poivre.

- Épluchez les gousses d'ail, retirez le germe central et écrasez-les.
- Pelez et émincez les oignons.
- Lavez, épépinez et hachez les piments.
- Rincez et ciselez la coriandre.
- Passez au mixeur les pistaches, la crème fraîche et les deux piments.
- Chauffez une poêle antiadhésive avec l'huile. Faites-y revenir quelques minutes, à feu assez fort, les oignons, l'ail, le gingembre, la cannelle, le curcuma et le curry.
- Incorporez la crème de pistaches et laissez cuire 5 minutes (toujours à feu fort).
- Ajoutez les morceaux de poulet, mélangez et poêlez 5 minutes sur feu vif.

→

- Baissez le feu (feu moyen) et versez la tomate, le yaourt, le sel, le poivre et le lait de coco. Laissez mijoter 20 à 30 minutes.
- Quand le poulet est cuit, ajoutez les graines de cardamome. Mélangez et laisser cuire encore 2 minutes.
- Parsemez abondamment de coriandre ciselée avant de servir avec un riz basmati.

☆ Le conseil magique

Pour une saveur encore plus indienne, faites cuire votre riz basmati pilaf avec un bâton de cannelle, un clou de girofle et 3 gousses de cardamome.

POULET À L'INDONÉSIENNE

Sommeil facile, antistress

Pour 4 à 6 personnes
Préparation : 30 minutes
Cuisson : 40 minutes

Ingrédients : 1 poulet fermier coupé en morceaux ; 2 carottes nouvelles ; 200 g de haricots verts surgelés ; 1 grosse pomme de terre (type bintje) ; 4 échalotes ; 2 gousses d'ail ; 2 c. à s. de sauce soja ; 3 c. à s. d'huile d'arachide ; 1 pincée de noix muscade ; 1 pincée de mélange cinq-épices ; 1 c. à c. de curcuma ; 1 pincée de sucre en poudre ; sel, poivre.

- Épluchez les gousses d'ail, retirez le germe central et hachez-les.
- Pelez et émincez les échalotes.
- Dans une cocotte, faites chauffer 2 c. à s. d'huile sur feu moyen. Ajoutez les morceaux de poulet et laissez-les colorer (environ 2 minutes par face). Retirez-les du feu. Jetez la graisse et essuyez le fond de la cocotte.
- Pelez les carottes et la pomme de terre, coupez-les en bâtonnets longs de 3 à 4 cm.
- Chauffez le reste d'huile dans la cocotte et faites-y légèrement colorer le hachis ail-échalotes. Ajoutez la pomme de terre, les carottes et les haricots verts non décongelés, remuez, et terminez par les morceaux de poulet. Poivrez et ajoutez les épices, le sucre et la sauce soja.
- Mouillez avec 1 litre d'eau chaude, couvrez, et laissez cuire 35 minutes à petits bouillons.
- Découvrez après 30 minutes.

→

☆ Le conseil magique

Pour obtenir 8 morceaux de taille égale, coupez le poulet de la façon suivante : décollez les blancs avec les ailes de la carcasse à l'aide d'un couteau effilé, puis partagez les blancs en deux (une petite partie restant attachée à l'aile, l'autre uniquement de blanc). Séparez ensuite les cuisses de la carcasse et coupe-les en deux (au niveau de l'articulation).

TAJINE DE POULET AUX PRUNEAUX

Bon pour le transit intestinal

Pour 4 personnes
Préparation : 30 minutes
Cuisson : 1 heure

Ingrédients : 1 poulet fermier coupé en morceaux ; 12 pruneaux dénoyautés ; 50 g d'amandes non mondées ; 3 oignons ; 2 c. à s. de miel liquide ; 1 citron ; ½ c. à c. de cumin en poudre ; ½ c. à c. de coriandre en poudre ; ½ c. à c. de cannelle en poudre ; 1 c. à c. de curcuma ; 2 c. à s. de graines de sésame ; 1 c. à s. d'huile d'olive ; 8 brins de coriandre ; sel, poivre.

- Pelez les oignons et tranchez-les en fines rondelles.
- Pressez le citron.
- Découpez le poulet en 8 morceaux (voir Le conseil magique, p. 162).
- Faites chauffer l'huile dans une cocotte. Mettez les morceaux de poulet à dorer sur toutes leurs faces, puis égouttez-les et réservez.
- À leur place, faites fondre les oignons 5 minutes en remuant, ajoutez les pruneaux, le miel, le jus de citron, et toutes les épices. Salez, poivrez, remuez et remettez les morceaux de poulet. Mouillez avec 20 cl d'eau chaude, remuez à nouveau, couvrez et laissez mijoter environ 40 minutes.
- Pendant ce temps, faites dorer à sec, dans une poêle antiadhésive, les amandes puis les graines de sésame

→

pendant quelques instants. 5 minutes avant la fin de la cuisson du tajine, ajoutez les amandes et le sésame dans la cocotte.

- Au dernier moment, parsemez de coriandre fraîchement ciselée. Servez très chaud.

☆ Le conseil magique

Si vous préparez le tajine à l'avance, réchauffez-le doucement dans la cocotte, ou au four th. 5 (150 °C) dans un plat à tajine, mais ne mettez les amandes, les graines de sésame et la coriandre ciselée qu'au moment de servir.

TAJINE DE POULET AUX OLIVES ET CITRONS CONFITS

Coupe-faim, antistress

Pour 4 personnes
Préparation : 30 minutes
Cuisson : 55 minutes

Ingrédients : 1 gros poulet fermier coupé en morceaux ; 2 oignons ; 2 gousses d'ail ; 2 citrons confits ; 1 c. à c. de gingembre ; 1 c. à c. de curcuma ; 200 g d'olives confites ; 6 brins de coriandre ; 6 brins de persil plat ; 1 c. à s. d'huile d'olive ; sel, poivre.

- Pelez, retirez le germe puis écrasez les gousses d'ail.
- Épluchez et hachez les oignons.
- Rincez abondamment les citrons confits à l'eau froide et coupez-les en petits quartiers.
- Rincez et égouttez les olives.
- Lavez et ciselez la coriandre et le persil.
- Faites fondre les oignons à feu doux dans une cocotte avec un filet d'huile d'olive. Puis mettez les morceaux de poulet et les épices. Faites revenir la viande 5 minutes à feu moyen, en retournant les morceaux plusieurs fois. Ajoutez l'ail, salez, poivrez, puis versez 35 cl d'eau et amenez à ébullition. Baissez le feu, couvrez et laissez cuire 40 minutes environ.
- Sortez le poulet de la cocotte, ajoutez les olives et les quartiers de citron, et laissez mijoter 10 à 15 minutes à découvert.
- Remettez le poulet dans la sauce et réchauffez.

→

- Au dernier moment, parsemez de coriandre et de persil ciselés. Servez très chaud.

☆ Le conseil magique

Pour obtenir 8 morceaux de taille égale, voir le conseil p. 162.

Lapin à la crème de potiron

Superprotéiné

Pour 4 personnes
Préparation : 10 minutes
Cuisson : 40 minutes

Ingrédients : 1 lapin coupé en morceaux ; 20 à 30 cl de bouillon de poule bio ; 4 c. à s. de purée de potiron surgelée ; 15 cl de crème liquide ; 1 c. à c. de curcuma ; 1 boîte de champignons de Paris en lamelles ; 1 c. à c. de moutarde à l'ancienne ; farine ; 1 c. à s. d'huile de colza ; sel, poivre.

- Farinez légèrement les morceaux de lapin.
- Chauffez l'huile dans une cocotte et faites colorer les morceaux de lapin (environ 1 à 2 minutes par face). Salez et poivrez. Quand le lapin est doré, ajouter le bouillon. Couvrez et laisser mijoter 30 minutes.
- Rincez les champignons sous l'eau froide.
- Délayez la purée de potiron et la crème dans une petite casserole sur feu doux. Versez dans la cocotte, ajoutez les champignons coupés en lamelles. Mélangez bien et laissez de nouveau mijoter 10 minutes le temps que la sauce épaississe.
- Assaisonnez avec la moutarde et servez avec des pommes de terre vapeur.

☆ Le conseil magique

Le lapin est LA viande diététique par excellence, l'une des moins grasses avec le poulet.

ÉMINCÉ DE BŒUF AUX POIVRONS

Tonus

Pour 4 personnes
Préparation : 20 minutes
Cuisson : 12 minutes

Ingrédients : 400 g de filet de bœuf ; 1 poivron vert ou rouge ; 2 tomates ; 1 oignon ; 1 c. à c. de curcuma ; 1 petit piment doux ; 1 citron ; 1 c. à s. d'huile d'olive ; sel, poivre.

- Pelez l'oignon et émincez-le. Lavez et coupez le piment en lamelles. Pressez le citron.
- Lavez le poivron, ouvrez-le en deux, retirez la queue et les pépins, puis coupez-le en petits carrés.
- Dans une poêle à large bord, faites blondir l'oignon dans l'huile. Lorsqu'il est transparent, incorporez les poivrons, le curcuma et le piment et faites revenir 5 minutes à feu vif. Si nécessaire, ajoutez 1 c. à s. d'eau.
- Tranchez le filet de bœuf en fines lamelles. Ajoutez-les dans la poêle et faites dorer 2 à 3 minutes.
- Lavez les tomates et coupez-les en quatre. Ajoutez-les dans la poêle avec le jus du citron. Salez, poivrez et laissez cuire 2 minutes sans couvrir.
- Servez chaud avec du riz pilaf.

☆ Le conseil magique

Pour une saveur plus épicée, ajoutez un peu de gingembre frais haché.

CIVET DE LAPIN RÉUNIONNAIS

Protection cardiaque, protection du cerveau

Pour 4 personnes
Préparation : 20 minutes
Cuisson : 55 minutes

Ingrédients : 1 lapin coupé en morceaux ; 3 tomates ; 1 oignon ; 3 gousses d'ail ; 1 petite pincée de curcuma ; 1 petit bouquet de persil ; 3 branches de thym ; 1 verre de vin rouge ; 1 c. à s. d'huile de colza ; 1 c. à c. de gros sel ; 1 pincée de poivre.

- Pelez et émincez l'oignon et les tomates.
- Épluchez les gousses d'ail, retirez le germe central. Écrasez-les à l'aide d'un pilon avec le sel et le poivre.
- Lavez et hachez le persil.
- Chauffez l'huile dans une sauteuse, puis ajoutez les morceaux de lapin. Faites-les dorer sur toutes les faces. Puis posez-les sur une assiette.
- Dans la même sauteuse, faites revenir les oignons émincés, l'ail pilé et le curcuma.
- Lorsqu'ils sont légèrement colorés, ajoutez les tomates, le thym et les morceaux de lapin puis le persil. Versez le vin rouge et mélangez. Laissez cuire sur feu doux jusqu'à réduction de la sauce (environ 15 minutes).

→

- Ajoutez alors 50 cl d'eau et laissez mijoter 30 minutes (les morceaux de lapin doivent devenir bien tendres). La sauce ne doit pas être trop liquide.
- Servez bien chaud avec un riz blanc.

Le conseil magique

À la Réunion, on sert les civets de lapin traditionnellemnt avec du riz jaune, c'est-à-dire un riz cuit pilaf avec 1 c. à c. de curcuma et une branche de thym.

Plats végétariens

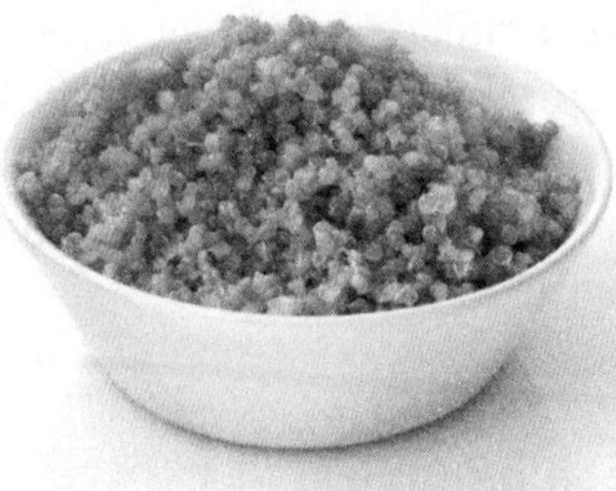

BYRIANI AUX LÉGUMES

Protéines végétales

Pour 4 personnes
Préparation : 20 minutes
Cuisson : 40 minutes

Ingrédients : 200 g de riz basmati ; 150 g de petits pois surgelés ; 2 carottes ; 1 oignon ; 2 gousses d'ail ; 2 cm de racine de gingembre ; 2 feuilles de laurier ; 2 bâtons de cannelle ; 3 clous de girofle ; ½ c. à c. de cumin en poudre ; 1 c. à c. de curcuma ; 1 c. à s. d'huile d'olive ; sel, poivre.

- Épluchez et coupez les carottes en rondelles.
- Pelez et hachez l'oignon, l'ail et le gingembre.
- Chauffez l'huile dans une sauteuse et faites-y revenir l'ail, l'oignon et le gingembre avec le riz jusqu'à ce que ce dernier devienne translucide.
- Ajoutez alors le cumin, les carottes et les petits pois. Salez et poivrez. Mouillez avec 2,5 fois le volume de riz en eau (soit environ 1 litre).
- Dès frémissements, ajoutez les feuilles de laurier, la cannelle, les clous de girofle et le curcuma, couvrez et laissez mijoter environ 30 minutes (le riz doit avoir absorbé la totalité du liquide).
- Retirez les feuilles de laurier, les bâtons de cannelle et les clous de girofle et servez bien chaud.

Le conseil magique

Ce byriani peut être servi en plat principal ou en accompagnement avec des cheese nan et une raïta au concombre…

RISOTTO AUX CHAMPIGNONS

Spécial calcium

Pour 4 personnes
Préparation : 10 minutes
Cuisson : 30 minutes

Ingrédients : 1 oignon ; 300 g de champignons de Paris ; 100 g de petits pois surgelés ; ½ c. à c. de curcuma ; 250 g de riz rond (arborio) ; 2 brindilles de romarin ; 1 verre de vin blanc sec ; 1 cube de bouillon de légumes bio ; 100 g de parmesan râpé ; 20 g de beurre ; 1 c. à s. d'huile d'olive ; sel, poivre.

- Épluchez et coupez les champignons en lamelles. Pelez et hachez l'oignon.
- Mettez à bouillir 1 litre d'eau avec le cube de bouillon. Faites blondir l'oignon dans une cocotte à fond épais avec l'huile. Salez, poivrez et ajoutez le curcuma.
- Versez le riz et les petits pois dans la cocotte et mélangez sur feu doux. Ajoutez le vin et remuez avec une cuillère en bois jusqu'à absorption du liquide. Puis incorporez le bouillon louche par louche en remuant à chaque fois.
- Pendant ce temps, faites revenir les champignons dans une poêle avec le romarin.
- Lorsque le riz est presque cuit, ajoutez les champignons à la préparation, le parmesan et le beurre. Laissez sur le feu 5 minutes de plus sans cesser de remuer. Servez bien chaud.

→

☆ Le conseil magique

Remplacez les champignons de Paris par des pleurottes ou des cèpes séchés préalablement trempés dans l'eau chaude.

GRATIN DE QUINOA AU CURCUMA

Sans gluten

Pour 4 personnes
Préparation : 10 minutes
Cuisson : 1 h 10

Ingrédients : 1 verre de quinoa ; 1 kg de purée de potiron surgelée ; 1 oignon ; 1 gousse d'ail ; 60 g de parmesan râpé ; 60 g d'emmental râpé ; 15 cl de crème légère ; 3 œufs ; 1 c. à c. de curcuma, 1 c. à s. d'huile d'olive ; sel, poivre.

- Pelez et émincez l'ail et l'oignon. Dans une casserole, chauffez l'huile sur feu moyen et faites-y blondir l'oignon. Dès qu'il colore, ajoutez l'ail et poursuivez la cuisson 2 à 3 minutes (l'ail ne doit pas brunir).
- Versez le quinoa et 2 verres d'eau dans la casserole. Portez à ébullition puis baissez le feu et laissez cuire à couvert environ 20 minutes.
- Décongelez la purée de potiron aux micro-ondes.
- Préchauffez votre four th. 7 (210 °C).
- Dans une jatte, battez les œufs avec le curcuma et la crème. Mélangez avec le potiron, le quinoa et les fromages. Salez et poivrez. Versez la préparation dans un plat à gratin. Enfournez pour 35 à 40 minutes.
- Servez tiède, accompagné d'une salade verte.

→

☆ Le conseil magique

Le quinoa est une petite graine ressemblant à celle du couscous, cultivée dans les Andes. Très riche en protéines, minéraux et vitamines, le quinoa peut être consommé en plat unique.

CARI DE POTIRON

Drainant, jambes légères, protection cardiaque, belle peau

Pour 4 personnes
Préparation : 15 minutes
Cuisson : 15 minutes

Ingrédients : 500 g de chair de potiron ; 1 piment vert ; 1 c. à c. de gingembre en poudre ; ¼ c. à c. de curcuma ; ¼ de c. à c. de cumin en poudre ; huile d'arachide ; ½ bouquet de coriandre ; sel ; poivre.

- Épluchez le potiron, coupez sa chair en dés.
- Rincez et hachez la coriandre.
- Coupez le piment vert en deux, puis ôtez les graines et émincez-le.
- Dans une sauteuse, chauffez un filet d'huile et faites revenir les morceaux de piments.
- Puis mettez le potiron, le curcuma, le cumin, le gingembre et la moitié de la coriandre dans la sauteuse. Ajoutez ½ verre d'eau chaude, couvrez et laissez cuire à feu doux jusqu'à ce que le potiron soit tendre et l'eau absorbée (environ 10 minutes).
- Décorez de feuilles de coriandre.
- Servez tiède accompagné d'un riz blanc.

☆ Le conseil magique

Si vous n'avez pas assez de potiron, ajoutez des courgettes égrainées et épluchées.

Gratin de chou-fleur au curcuma

Immunité

Pour 4 personnes
Préparation : 10 minutes
Cuisson : 25 minutes

Ingrédients : 1 chou-fleur ; ½ c. à c. de curcuma ; 100 g de fromage râpé ; 50 cl de lait écrémé ; 3 c. à s. de Maïzena ; sel, poivre.

- Épluchez le chou-fleur et découpez-le en petits bouquets. Lavez-les sous l'eau froide. Faites-les cuire 10 minutes à la vapeur.
- Préchauffez le four th. 6 (180 °C).
- Dans un bol, délayez la Maïzena avec 4 c. à s. de lait froid.
- Faites chauffer le reste du lait. Versez la Maïzena dans le lait très chaud et portez à ébullition sans cesser de remuer avec une cuillère en bois. Salez, poivrez et ajoutez le curcuma. Le mélange doit épaissir et prendre l'aspect d'une sauce Béchamel.
- Lorsque le chou est cuit, mettez-le dans un plat à gratin et recouvrez-le de béchamel. Parsemez de fromage râpé.
- Enfournez pour 10 minutes + 3 minutes sous le gril. Servez bien chaud.

☆ Le conseil magique

Les médecins conseillent de consommer une portion de chou par semaine en prévention du cancer. Pensez-y !

TOASTS DE CHÈVRE AU CHOU BRAISÉ

Bons pour les os, bons pour la flore intestinale

Pour 4 personnes
Préparation : 10 minutes
Cuisson : 30 minutes

Ingrédients : 1 chou rouge ; 1 bûchette de chèvre (180 g) ; 4 tranches de pain de campagne ; 3 cm de cannelle en bâton ; 1 oignon ; 50 g de raisin secs ; 1 c. à c. de curcuma ; 1 c. à s. de vinaigre balsamique ; 1 c. à s. d'huile d'olive ; sel, poivre.

- Lavez le chou et coupez les feuilles en lanières en supprimant les plus grosses côtes.
- Faites tremper les raisins secs dans un bol d'eau chaude.
- Pelez et émincez l'oignon.
- Dans une sauteuse, faites revenir l'oignon haché dans l'huile. Ajoutez le curcuma, la cannelle. Salez et poivrez. Faites chauffer 1 minute en remuant bien.
- Ajoutez le chou, les raisins secs, puis 1 c. à s. d'eau. Remuez bien et laissez cuire à couvert pendant environ 20 minutes, ou jusqu'à ce que le chou soit bien tendre. Montez le feu et déglacez avec le vinaigre balsamique.
- Rectifiez l'assaisonnement si nécessaire, retirez du feu et gardez au chaud.

→

- Coupez la bûchette de chèvre en quatre. Déposez un tronçon sur chaque tranche de pain. Passez rapidement les tranches sous le gril du four (3 minutes).
- Servez les toasts de chèvre accompagnés d'une garniture de chou braisé et d'une petite salade verte.

☆ Le conseil magique

Ajoutez une petite tranche de magret de canard fumé sur chaque tranche de pain.

Purée d'aubergine à l'indienne

Bonne pour la flore intestinale, immunité

Pour 4 personnes
Préparation : 10 minutes
Cuisson : 15 minutes

Ingrédients : 2 aubergines ; 2 yaourts bulgares nature ; 1 petite branche de céleri ; 1 piment entier ; ½ c. à c. de curry doux ; ½ c. à c. de curcuma ; 1 c. à s. d'huile d'arachide ; quelques feuilles de coriandre ; sel, poivre.

- Rincez et coupez finement la coriandre. Lavez le piment, coupez-le en deux. Retirez les graines et émincez la chair.
- Lavez les aubergines et la branche de céleri. Déposez les légumes sans les éplucher dans le panier d'un autocuiseur. Faites cuire sous pression 10 à 15 minutes. Dès qu'ils commencent à embaumer, ils sont cuits.
- Laissez-les tiédir, puis enlevez la peau des aubergines à l'aide d'un couteau. Dans une jatte, écrasez la chair des aubergines et du céleri. Ajoutez les yaourts et le curcuma. Salez, poivrez et mélangez bien.
- Faites chauffer l'huile à feu moyen dans une poêle et, quand elle est bien chaude, ajoutez le curry, le curcuma et le piment. Faites revenir 1 à 2 minutes. Ajoutez ce mélange et la coriandre au mélange d'aubergines.
- Servez tiède accompagné d'un riz blanc.

→

☆ Le conseil magique

Pour une saveur plus corsée, hachez le piment sans retirer les graines.

PÂTES ET LENTILLES CORAIL AU CURCUMA

Superdigestes, bonnes pour le transit intestinal

Pour 4 personnes
Préparation : 10 minutes
Cuisson : 30 minutes

Ingrédients : 200 g de pâtes complètes ; 100 g de lentilles corail ; 4 échalotes ; ½ courgette ; 3 pétales de tomate séchée ; 12 feuilles de basilic ; 2 c. à s. d'huile d'olive ; ½ c. à c. de curcuma ; quelques copeaux de parmesan ; sel, poivre.

- Pelez et émincez les échalotes.
- Lavez les lentilles sous l'eau fraîche.
- Râpez la courgette à l'aide d'une râpe à fromage.
- Émincez les tomates séchées et le basilic.
- Chauffez un filet d'huile d'olive dans une sauteuse. Faites-y revenir les échalotes 5 minutes à petit feu avec le curcuma. Salez, poivrez. Ajoutez les lentilles avec 40 cl d'eau. Couvrez et laissez cuire doucement pendant 15 minutes.
- Pendant ce temps, portez à ébullition une grande quantité d'eau salée dans une casserole et faites cuire les pâtes le temps indiqué sur l'emballage. Passez-les sous l'eau froide et égouttez-les. Mélangez-les avec les lentilles et leur jus de cuisson, la courgette, les tomates séchées et le basilic.

→

- Arrosez d'un filet d'huile d'olive. Rectifiez l'assaisonnement et servez chaud avec des copeaux de parmesan.

☆ Le conseil magique

C'est le repas express parfait pour éviter l'éternel « pâtes au jambon » des soirs de semaine !

Couscous d'aubergines confites

Protection du cœur et du cerveau

Pour 4 personnes
Préparation : 20 minutes
Cuisson : 1 heure

Ingrédients : 2 aubergines ; 3 oignons blancs ; 2 verres de semoule fine de couscous ; 4 c. à c. de curcuma ; 1 citron vert ; 2 c. à s. de persil plat ; 6 c. à s. d'huile d'olive ; sel, poivre.

- Préchauffez le four th. 6 (180 °C). Lavez et coupez en rondelles fines les aubergines. Pelez et tranchez les oignons en lamelles. Pressez le citron vert.
- Versez dans une assiette creuse le curcuma, le jus du citron et l'huile. Salez, poivrez et trempez soigneusement les rondelles d'aubergines dans ce mélange. Placez-les dans un plat à gratin en les intercalant à chaque fois avec une lamelle d'oignon.
- Enfournez pour 1 heure. Vérifiez la cuisson régulièrement et recouvrez d'un papier aluminium si les légumes brunissent.
- Pendant ce temps, préparez la semoule selon les indications de l'emballage puis servez avec les aubergines chaudes et saupoudrez le tout de persil plat ciselé.

☆ Le conseil magique

Les aubergines confites peuvent également accompagner un plat de poisson grillé (dorade ou bar).

RISOTTO CAROTTE CURCUMA

Anticholestérol, belle peau

Pour 4 personnes
Préparation : 10 minutes
Cuisson : 30 minutes

Ingrédients : 4 carottes ; 300 g de riz rond (arborio) ; 1 oignon ; 1 cube de bouillon de légumes ; 1 c. à c. de curcuma ; 1 c. à s. d'huile d'olive ; poivre.

- Épluchez les carottes et les coupez finement en rondelles.
- Pelez et émincez l'oignon.
- Faîtes bouillir 1 litre d'eau dans une casserole avec le cube de bouillon.
- Dans une cocotte à fond épais, chauffez l'huile et faites-y blondir l'oignon. Dès qu'il est translucide, ajoutez le curcuma et remuez. Les arômes du curcuma seront ainsi plus forts.
- Versez le riz dans la cocotte et mélangez. Laissez dorer 2 minutes puis incorporez une louche de bouillon.
- Ajoutez alors les carottes et la moitié du bouillon restant. Laissez le riz absorber le liquide, puis ajoutez le reste du bouillon louche par louche au fur et à mesure jusqu'à ce que les carottes soient tendres et le riz bien cuit.
- Poivrez. Servez bien chaud.

☆ Le conseil magique

Le risotto aux carottes et curcuma a une belle couleur orange très appétissante. C'est un repas végétarien facile à réaliser.

ASSIETTE DE FRITES TOFU PATATE DOUCE

Antioxydante, protéinée

Pour 4 personnes
Préparation : 10 minutes
Cuisson : 35 minutes

Ingrédients : 2 patates douces moyennes ; 250 g de tofu fumé (en magasin bio) ; 2 c. à c. de curcuma ; 2 c. à s. d'huile d'olive ; sel, poivre.

- Préchauffer le four th. 8 (240 °C).
- Épluchez les patates douces avec un économe et coupez-les en bâtonnets comme pour des frites.
- Détaillez le pain de tofu en gros dés.
- Versez 1 c. à s. d'huile et 1 c. à c. de curcuma dans un plat creux. Ajoutez les frites et mélangez bien pour répartir l'huile.
- Déposez les frites sur la plaque du four recouverte de papier de cuisson sans qu'elles se touchent. Enfournez pour 20 à 30 minutes en les retournant à mi-cuisson.
- Pendant ce temps, faites sauter les cubes de tofu (3 à 4 minutes) dans une poêle antiadhésive avec un filet d'huile. Salez, poivrez et saupoudrez de curcuma.
- Servez chaud accompagné d'une salade verte.

→

☆ Le conseil magique

Les patates douces sont riches en vitamine E, antioxydantes et délicieuses... Voilà donc un plat à la fois savoureux et excellent pour la ligne. Si vous aimez les pommes de terre en frites, utilisez cette même méthode de cuisson, vous serez surpris du résultat ! Elles sont dorées, croustillantes, moelleuses à l'intérieur et non grasses.

PURÉE DE CAROTTE AU CURCUMA ET SON PAIN NAN

Belle peau

Pour 4 personnes
Préparation : 20 minutes
Cuisson : 15 minutes

Ingrédients : 1 kg de carottes ; 1 c. à c. de curcuma ; 4 pains nan surgelés ; 20 g de beurre ; 2 c. à s. de miel liquide ; 10 cl de crème fraîche ; 1 pincée de piment d'Espelette ; 1 feuille de laurier ; sel, poivre.

- Pelez les carottes et mettez-les à cuire pendant 15 minutes dans un grand volume d'eau salée avec une feuille de laurier.
- Retirez la feuille de laurier et passez les carottes au mixeur avec le curcuma, le piment d'Espelette, le miel et le beurre. Poivrez légèrement.
- Décongelez les pains nan selon les indications figurant sur l'emballage.
- Servez chaud dans des assiettes creuses ou des bols avec 1 c. à c. de crème par assiette et accompagné d'un pain nan.

☆ Le conseil magique

La touche de miel rend cette purée encore plus subtile. Elle est également parfaite en accompagnement d'une viande d'agneau (gigot ou côtelette).

Flan de courgette à la feta

Drainant, jambes légères

Pour 4 personnes
Préparation : 10 minutes
Cuisson : 20 minutes

Ingrédients : 3 courgettes ; 1 oignon ; 150 g de feta ; 1 gousse d'ail ; 4 œufs ; 75 g de farine ; 1 paquet de levure ; 2 c. à c. de curcuma ; ½ bouquet de basilic ; 2 c. à s. d'huile d'olive ; lait ; sel, poivre.

- Préchauffez le four th. 6 (180 °C).
- Lavez les courgettes sous l'eau froide et râpez-les avec leur peau.
- Pelez et émincez l'ail et l'oignon.
- Coupez la feta en dés.
- Rincez le basilic et ciselez-le.
- Dans une jatte, battez les œufs avec la farine, le lait, l'huile, la levure et le curcuma. Puis incorporez les courgettes râpées, l'oignon, la feta, l'ail et le basilic. Salez et poivrez.
- Versez la préparation dans un plat à gratin et enfournez pour 20 minutes. Vérifiez la cuisson en plantant un couteau dans le plat, il doit ressortir sec.
- Servez tiède, accompagné d'une salade verte.

Le conseil magique

Vous pouvez remplacer la feta par de la mozzarella ou un fromage frais type Bruccio.

COURGETTES FARCIES AU TOFU

Protection cardiaque

Pour 4 personnes
Préparation : 10 minutes
Cuisson : 30 à 35 minutes

Ingrédients : 4 courgettes rondes (ou allongées) ; 250 g de tofu ; 1 oignon ; 1 poivron rouge ; 2 œufs ; 1 poignée d'olives noires dénoyautées (à la grecque) ; 1 c. à s. de basilic ; 2 c. à s. d'huile d'olive ; ½ c. à c. de curcuma ; chapelure ; sel, poivre.

- Préchauffez le four th. 6 (180 °C). Lavez les légumes. Pelez l'oignon. Épépinez le poivron.
- Découpez le haut des courgettes (le chapeau) et évidez l'intérieur avec une petite cuillère. Mettez la pulpe dans le bol du mixeur avec la moitié du poivron rouge, la moitié de l'oignon, le tofu et les olives dénoyautées. Mixez.
- Versez la préparation dans une jatte. Ajoutez le curcuma. Salez, poivrez et mélangez soigneusement. Incorporez les deux jaunes d'œufs et le basilic ciselé.
- Remplissez les courgettes avec cette farce. Déposez-les dans un plat à gratin avec l'huile d'olive. Parsemez de chapelure et enfournez pour 30 à 35 minutes environ (davantage si les courgettes sont grosses).
- Servez ce plat tiède, accompagné d'une salade verte.

Tofu brouillé aux épices

Ventre plat, brûle-graisses

Pour 4 personnes
Préparation : 10 minutes
Cuisson : 10 minutes

Ingrédients : 400 g de tofu ferme ; ½ c. à c. de curcuma ; ½ c. à c. de cumin ; 2 c. à s. de lait de soja ; 1 oignon ; 1 piment vert ; 1 tomate ; 1 c. à s. de coriandre, basilic ou persil ; 1 c. à s. d'huile d'olive ; sel, poivre.

- Émiettez grossièrement le tofu dans une jatte. Mélangez-le doucement avec le curcuma, le cumin et le lait de soja.
- Pelez et émincez l'oignon.
- Lavez et émincez le piment et la tomate.
- Chauffez l'huile dans une poêle antiadhésive et faites-y revenir l'oignon jusqu'à ce qu'il devienne translucide. Ajoutez le piment, poursuivez la cuisson 1 ou 2 minutes, puis la tomate. Salez, poivrez. Faites revenir 1 ou 2 minutes supplémentaires.
- Incorporez le tofu et mélangez doucement, pour ne pas trop le briser. Utilisez une spatule plate pour le tourner. Laissez cuire 3 minutes environ. Il doit prendre l'aspect d'œufs brouillés.
- Servez tiède saupoudré de fines herbes ciselées, accompagné d'une salade verte et de pains chappattis.

☆ Le conseil magique

Vous trouverez des chappatis dans les magasins indiens ou au rayon produits exotiques, épicerie fine de votre supermarché.

Desserts

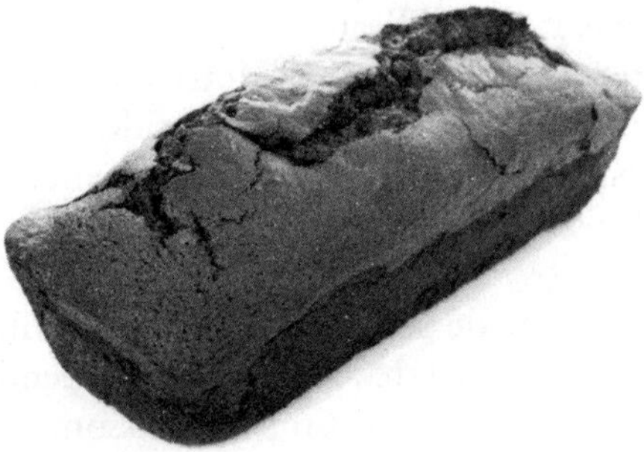

COUPE DE FENOUIL CONFIT AUX ÉPICES

Antiballonnements

Pour 4 personnes
Préparation : 10 minutes
Cuisson : 2 heures

Ingrédients : 2 fenouils ; ½ c. à c. de curcuma ; 6 c. à s. de miel liquide ; 4 étoiles de badiane ; ½ litre de glace à la vanille (ou pistache) ; sucre glace.

- Lavez les fenouils et retirez la première feuille de chaque bulbe. Coupez-les en deux et disposez-les dans une sauteuse. Ajoutez le miel, le curcuma et la badiane, couvrez d'eau.
- Mettez à confire sur feu doux environ 2 heures. Quand les fenouils sont translucides et confit, ôtez le cœur de chaque fenouil délicatement , jetez-le et déposez les demi-bulbes sur un plat. Gardez au chaud.
- Au moment de servir, déposez une boule de glace dans chaque assiette , recouvrez d'un demi-bulbe de fenouil et arrosez du sirop de cuisson. Saupoudrez de sucre glace.

☆ Le conseil magique

Un dessert surprenant et simple à réaliser qui devrait arracher les exclamations admiratives de vos convives !

FLAN DE RIZ AU LAIT

Confort digestif

Pour 6 personnes
Préparation : 10 minutes
Cuisson : 45 minutes

Ingrédients : 1 litre de lait ; 200 g de riz rond ; 4 œufs ; 1 gousse de vanille ; 1 citron bio ; 1 bâton de cannelle ; ½ c. à c. de curcuma ; 3 étoiles de badiane (anis étoilé) ; sucre brun en poudre.

- Lavez le citron, puis, à l'aide d'un couteau économe, prélevez l'ensemble du zeste.
- Fendez la gousse de vanille en deux.
- Versez le riz dans une grande casserole avec le lait froid, le zeste du citron, la gousse de vanille, la cannelle, le curcuma et la badiane.
- Faites cuire le riz à feu doux jusqu'à ce qu'il soit bien tendre environ 15 minutes. Sucrez selon votre goût et mélangez.
- Préchauffez le four th. 6 (180 °C).
- Retirez le zeste de citron, le bâton de vanille, la cannelle et la badiane, et versez la préparation dans le bol du mixeur. Mixez jusqu'à l'obtention d'une crème épaisse, ajoutez un peu de lait si nécessaire.
- Battez les œufs entiers dans une jatte, puis incorporez-les à la crème de riz.
- Versez la préparation dans un plat rectangulaire d'environ 20 × 40 cm.

→

- Enfournez. Vérifiez la cuisson au bout de 30 minutes, le flan ne doit pas trop prendre de couleurs, recouvrez-le d'une feuille de papier aluminium si nécessaire.
- Dégustez tiède ou bien froid selon vos préférences.

Le conseil magique

Pour le riz au lait il y a 1 000 recettes, certains chauffent le lait avant de verser le riz. D'autres caramélisent le plat avant de le mettre au four. À vous d'imaginer votre variante !

Carrot cake

Belle peau, superdigeste

Pour 4 personnes
Préparation : 25 minutes
Cuisson : 45 minutes

Ingrédients : 250 g de carottes ; 200 g de farine ; 120 g de sucre ; 135 g de beurre demi-sel ; 50 g d'amandes en poudre ; 2 œufs ; 1 sachet de levure chimique ; 1 c. à c. de curcuma ; 1 c. à c. de gingembre ; 1 pincée de sel.

- Préchauffez le four th. 6 (180 °C).
- Pelez, lavez les carottes et râpez-les.
- Dans une casserole, faites fondre 125 g de beurre.
- Cassez les œufs en séparant les blancs des jaunes.
- Dans un saladier, fouettez les jaunes d'œufs avec le sucre. Ajoutez la farine tamisée et la levure en mélangeant avec une cuillère en bois. Incorporez les carottes râpées, la poudre d'amandes, le curcuma et le gingembre, puis le beurre fondu. Mélangez soigneusement.
- Dans un autre saladier, montez les blancs d'œufs en neige avec une pincée de sel à l'aide d'un batteur. Incorporez-les délicatement à la préparation.
- Beurrez un moule avec le restant de beurre. Versez la préparation. Enfournez pour 45 minutes.
- À la sortie du four, laissez refroidir sur une grille. Servez tiède ou froid.

> ☆ **Le conseil magique**
>
> Remplacez la carotte par du potiron ou du potimarron.

MI-CUIT AU CHOCOLAT

Flavonoïdes, antioxydants

Pour 4 personnes
Préparation : 10 minutes
Cuisson : 15 minutes

Ingrédients : 100 g de chocolat noir ; 120 g de sucre semoule ; 90 g de beurre + 10 g pour les moules ; 3 œufs ; 40 g de farine ; ½ c. à c. de curcuma ; 1 petite pincée de poivre.

- Préchauffez le four th. 7 (210 °C).
- Dans une casserole, sur feu doux, faites fondre le chocolat avec 90 g de beurre en remuant sans arrêt avec une cuillère en bois.
- Cassez les œufs dans une jatte et battez-les au fouet avec le sucre, le curcuma et le poivre. Le mélange doit devenir mousseux.
- Versez le chocolat sur les œufs en remuant. Incorporez la farine et mélangez bien.
- Beurrez des petits ramequins individuels ou des moules en aluminium jetables. Versez-y la préparation.
- Enfournez pour 15 minutes. Le dessus de chaque mi-cuit doit former une croûte et l'intérieur doit rester coulant.
- Servez les gâteaux chauds dès la sortie du four, démoulés dans une assiette.

Le conseil magique

Pour une saveur plus épicée, remplacez le poivre par du piment d'Espelette.

VERRINE DE PÊCHE

Belle peau

Pour 4 personnes
Préparation : 15 minutes
Cuisson : 40 minutes

Ingrédients : 2 c. à s. de tapioca express ; 2 pêches jaunes ; 3 c. à s. de miel liquide ; 1 pincée de cannelle en poudre ; ½ c. à s. de curcuma ; crème Chantilly en bombe ; 1 pincée de poivre.

- Dans une casserole, versez 2 verres d'eau, 1 c. à s. de miel et le curcuma.
- Lorsque l'eau bout, ajoutez le tapioca. Baissez le feu, laissez cuire doucement, en tournant de temps en temps, jusqu'à ce que le tapioca devienne transparent.
- Retirez du feu, versez dans une passoire et laissez égoutter.
- Lavez, épluchez les pêches et coupez-les en morceaux.
- Mettez-les dans une casserole, avec le restant de miel, la cannelle et le poivre.
- Laissez mijoter 30 minutes, elles doivent prendre l'aspect d'une compote. Retirez du feu et écrasez-les à la fourchette.
- Répartissez la compote dans 4 verrines, ajoutez une grosse cuillère de tapioca par-dessus, puis un peu de crème Chantilly.

→

✯ Le conseil magique

Pour faire une chantilly maison : mettez 6 c. à s. de crème fraîche épaisse bien froide et 2 sachets de sucre vanillé dans une jatte. Montez la crème en chantilly à l'aide d'un batteur électrique.

GÂTEAU MARBRÉ AU CURCUMA

Antistress, bonne nuit !

Pour 6 personnes
Préparation : 15 minutes
Cuisson : 40 minutes

Ingrédients : 125 g de beurre ; 125 g de farine ; 125 g de sucre en poudre ; 3 œufs ; ½ sachet de levure chimique ; 1 c. à c. de curcuma ; 1 c. à s. d'eau de fleur d'oranger ; 1 sachet de sucre vanillé ; beurre.

- Préchauffez le four th. 6-7 (200 °C).
- Cassez les œufs, en séparant les blancs des jaunes.
- Battez les jaunes avec le sucre jusqu'à ce que le mélange blanchisse.
- Dans une petite casserole, faites fondre le beurre et incorporez-le aux jaunes d'œufs puis ajoutez la farine et la levure en remuant énergiquement.
- Divisez la pâte en deux parties égales, versez le curcuma et le sucre vanillé dans l'une, la fleur d'oranger dans l'autre. Mélangez.
- Battez les blancs en neige avec une pincée de sel. Puis ajoutez la moitié des œufs en neige à chaque préparation en mélangeant délicatement.
- Versez dans un moule à cake beurré, en alternant les couches de pâte au curcuma et celles à la fleur d'oranger, deux ou trois fois. Enfournez 40 minutes.
- À la sortie du four, laissez tiédir avant de démouler.

→

✯ Le conseil magique

Pour accompagner ce gâteau, vous pouvez prévoir une compote de poire ou de mangue légèrement épicée.

CRUMBLE POIRE-POMME

Réconfortant

Pour 4 personnes
Préparation : 15 minutes
Cuisson : 25 minutes

Ingrédients : 3 poires ; 3 pommes ; 1 c. à c. de curcuma ; 150 g de beurre ; 150 g de sucre ; 90 g de farine.

- Épluchez les poires et les pommes et coupez-les en cubes.
- Chauffez à feu doux 50 g de beurre dans une casserole à fond épais. Puis faites-y revenir les pommes et les poires. Saupoudrez d'un peu de sucre et du curcuma. Laissez caraméliser et retirez du feu.
- Dans un saladier, mélangez rapidement la farine, 90 g beurre et le sucre restant, afin d'obtenir une pâte sableuse.
- Beurrez le fond d'un plat à gratin. Déposez les fruits sur l'ensemble de la surface et émiettez la pâte sur le dessus.
- Passez sous le gril du four, à mi-hauteur. Laissez blondir et cuire pendant 20 minutes environ.
- Servez tiède ou froid.

☆ Le conseil magique

Le crumble s'adapte à toutes les saisons ; pêche et abricot l'été, banane, pomme ou poire en automne et en hiver, fraise au printemps...

Le Sfouf

Antistress, apaisant, très nourrissant, sommeil facile

Pour 8 personnes
Préparation : 15 minutes
Cuisson : 25 minutes

Ingrédients : 3 verres de semoule fine ; 1 verre de farine ; 1 sachet de levure chimique ; 1 verre d'huile de tournesol ; 2 verres de sucre ; 2 c. à s. de curcuma ; 1 verre de lait ; 1 poignée de pignons de pin ; crème de sésame (tahiné).

- Préchauffez le four th. 6-7 (200 °C).
- Dans un saladier, mélangez la semoule, la farine, la levure, le sucre et le curcuma. Formez un puits et versez-y l'huile et le lait. Mélangez le tout afin d'obtenir une pâte homogène.
- Avec un pinceau, étalez la crème de sésame sur le fond et les côtés d'un moule à gâteau. Si vous n'avez pas de crème de sésame, utilisez du beurre fondu ou de l'huile végétale.
- Versez la pâte dans le moule et déposez des pignons de pin sur le dessus. Enfournez pour 25 minutes.
- Servez froid avec un thé à la menthe ou un café (sauf au dîner).

☆ Le conseil magique

Le tahiné, ou crème de sésame, se trouve dans les épiceries orientales. Il est la base de nombreuses recettes notamment houmous et halwa. Attention il est très calorique, conçu pour fournir de l'énergie.

Table des matières

Dans la même collection, aux éditions Leduc.s

Mes petites recettes magiques à l'agar-agar

Anne Dufour et Carole Garnier

ISBN : 978-2-84899-390-4
5,90 euros

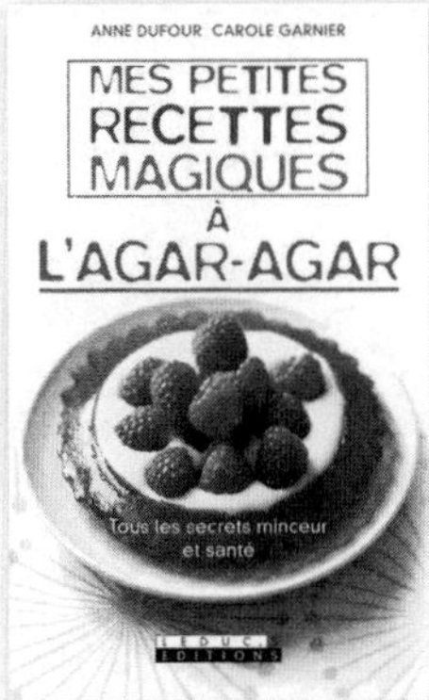

Mes tartes et quiches magiques

Carole Garnier

ISBN : 978-2-84899-396-6
5,90 euros

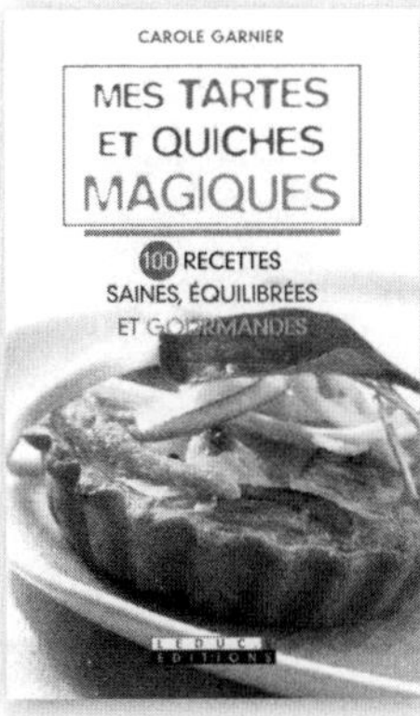

Mes petites recettes magiques hyperprotéinées

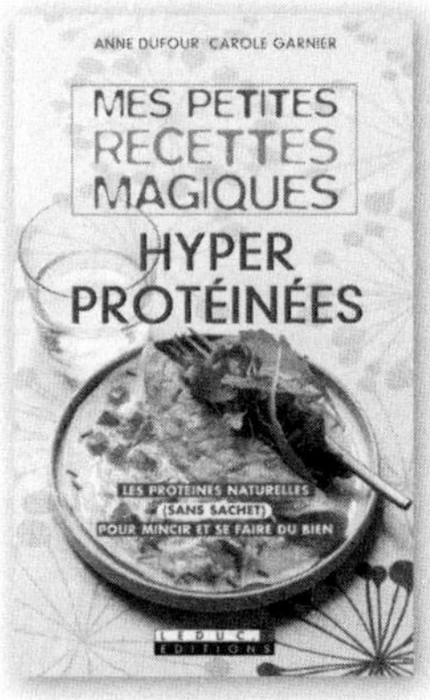

Anne Dufour et Carole Garnier

ISBN : 978-2-84899-440-6
5,90 euros

Mes petites recettes magiques aux huiles essentielles

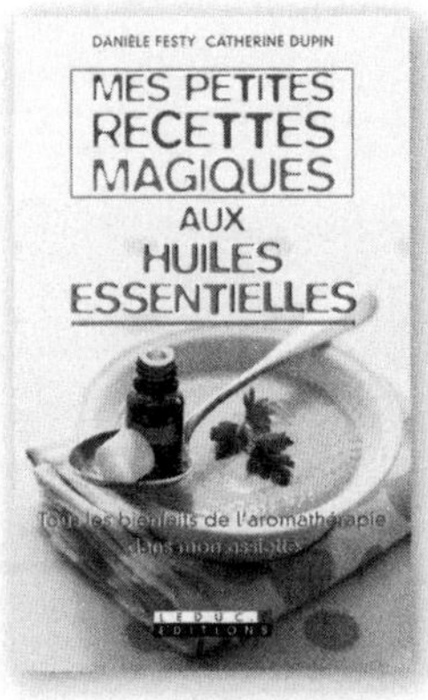

Danièle Festy et Catherine Dupin

ISBN : 978-2-84899-439-0
5,90 euros

Mes petites papillotes magiques

Alix Lefief-Delcourt

ISBN : 978-2-84899-412-3
5,90 euros

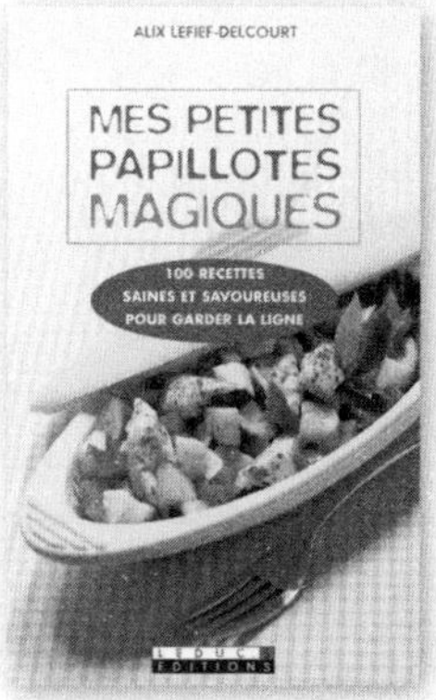

Mes petits desserts magiques qui ne font pas grossir

Hélène Huret

ISBN : 978-2-84899-423-9
5,90 euros

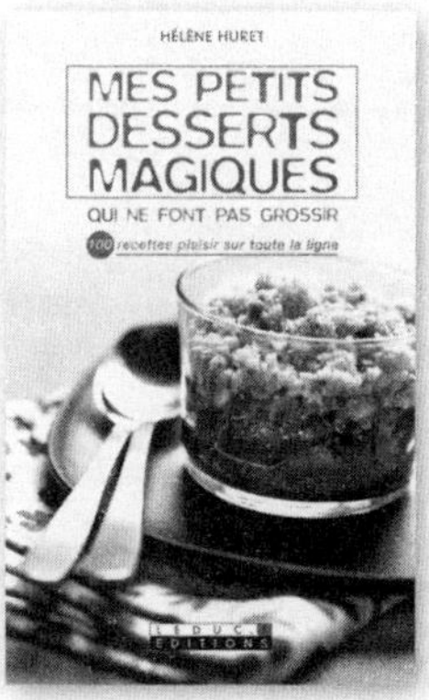

Achevé d'imprimer en Espagne par
Black Print CPI Iberica S.L.
Gavà (08850)
Dépôt légal : février 2011